Sperschneider

Der Dialyse-Ratgeber

Die Autorin

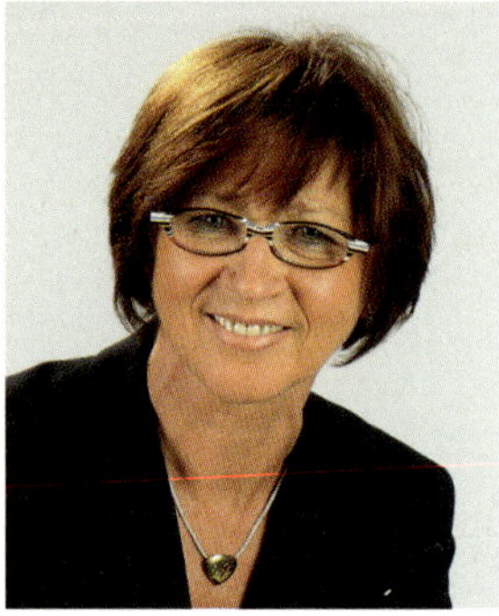

Prof. Dr. med. Heide Sperschneider, geb. 1948, ist seit 2002 leitende Ärztin im KfH-Nierenzentrum in Jena. Nach dem Medizinstudium 1966–1972 Ausbildung zum Facharzt für Innere Medizin; 1979 staatliche Anerkennung als Subspezialist für Nephrologie. Promotion 1976, Habilitation 1984. Bis 2002 Oberärztin in der Friedrich-Schiller-Universität Jena. Verfasserin von über 230 Publikationen. Sie betreut seit über 30 Jahren im stationären und ambulanten Bereich Nierenkranke, Dialysepatienten und Nierentransplantierte.

Prof. Dr. med. Heide Sperschneider

Der Dialyse-Ratgeber

- Wie Sie sich auf ein verändertes Leben leichter einstellen

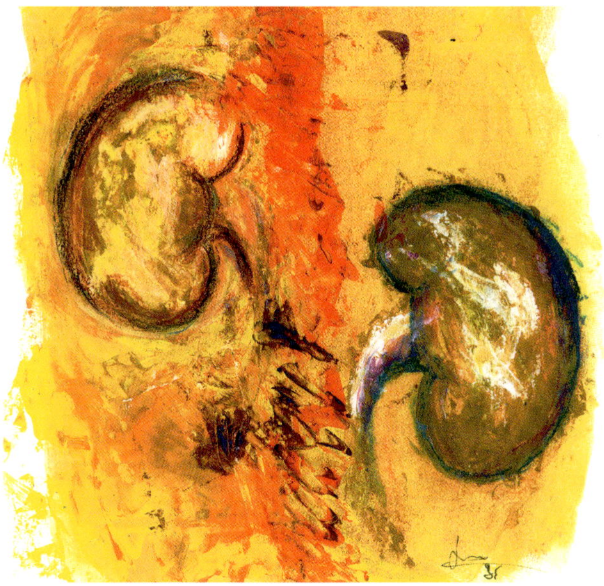

TRIAS

Inhalt

Inhalt

Vorwort

Seit der ersten Auflage des »Dialyse-Ratgebers« im Hüthig/J.B. Barth-Verlag sind 12 Jahre vergangen. Inzwischen ist die Zahl der Dialysepatienten in Deutschland von 40000 auf 63427 (Stand Dezember 2005) angestiegen, jährlich kommen etwa 16000 Patienten neu hinzu. Wie jede Wissenschaft ist die Medizin ständiger Entwicklung unterworfen. Bei der Neubearbeitung des vorliegenden »Dialyse-Ratgebers« wurden die Fortschritte in den letzten Jahren berücksichtigt.

Anliegen dieses Buches ist es, Ihnen als zukünftigen oder gegenwärtigen Dialysepatienten sowie Ihren Angehörigen aufzuzeigen, dass die Behandlung das Leben trotz der verständlichen Angst vor der Zukunft wieder lebenswert machen kann.

Natürlich bedeutet der Beginn einer Dialysebehandlung einen starken Einschnitt in Ihr gewohntes Leben. Sie müssen es neu gestalten. Das gelingt umso besser, je mehr Informationen Sie über die Krankheit, die Behandlungsmöglichkeiten mit all ihren technischen Verbesserungen, aber auch die möglichen Komplikationen erhalten, die Sie vermeiden können, wenn Sie darüber Bescheid wissen.

Die Möglichkeit der ambulanten Behandlung ist die wesentliche Voraussetzung dafür, dass Sie weiterhin am sozialen und beruflichen Leben teilhaben können. Der Erfolg einer Dialysebehandlung wird am Wohlbefinden, an der Leistungsfähigkeit und dem Überleben gemessen. Er wird nicht nur von der »Dialysedosis«, sondern auch von Ihrer aktiven Mitarbeit bestimmt.

Als Dialysepatient stehen Sie nie allein. Sie können sich auf Ihr Dialyseteam als Partner verlassen und finden Halt in Ihrer Familie. Außerdem können Sie eine Reihe von staatlichen Vergünstigungen erhalten und verschiedene Selbsthilfegruppen bieten die Möglichkeit zum Erfahrungsaustausch. Als aufgeklärter Dialysepatient, der die Vielschichtigkeit der Problematik im Zusammenhang begreift, haben Sie viele Möglichkeiten, einen aktiven Beitrag zur eigenen Behandlung zu leisten. **Ein gut informierter und aufgeklärter Patient ist ein besserer Patient!**

Sind Sie von einem Nierenversagen betroffen, können Sie sich zu den Glücklichen unter den Patienten mit einem Organversagen zählen, da es mehrere Möglichkeiten einer lebenserhaltenden, sogenannten Nierenersatztherapie (die

Funktion der Nieren wird ersetzt) gibt. Dazu gehört die Dialysebehandlung (ca. 95 % der Patienten werden mit Hämodialyse behandelt, ca. 5 % mit Bauchfelldialyse), die für etwa 25 % der Patienten eine »Zwischenlösung« bis zur erfolgreichen Nierentransplantation darstellt. Diese ist ohne Zweifel das beste Nierenersatzverfahren.

Als aufgeklärter Patient werden Sie sehr schnell begreifen, dass Sie Ihre Krankheit nur durch aktive Mitarbeit, ein vertrauensvolles Verhältnis zu Ihrem Arzt und einen niemals endenden Willen zum Durchhalten bewältigen können. Gerade das Durchhaltevermögen wird durch den eisernen Dialyserhythmus und die kaum ausbleibenden Komplikationen sehr gefordert, spätestens, wenn die fehlende Urinausscheidung einen Kampf um jeden Schluck, jeden Apfel und jeden Becher Joghurt entbrennen lässt.

Die »Kopfarbeit«, die zu einer positiven inneren Einstellung zur Krankheit führt, können nur Sie selbst leisten. Dieses Buch soll Ihnen dabei helfen, den richtigen Weg zu finden, mit Ihrer Krankheit zu leben und unnötige Komplikationen bewusst zu vermeiden. Es soll Ihnen Mut und Selbstvertrauen geben und Ihnen die Notwendigkeit der eigenen Verantwortung verdeutlichen.

Jena, im September 2008

Prof. Dr. med. Heide Sperschneider

Die Nieren

Anatomie der Nieren

Die Nieren sind von bohnenförmiger Gestalt und liegen beiderseits der Lendenwirbelsäule unterhalb der letzten Rippe (Abb. 1). Von den Bauchorganen sind sie durch das hintere Bauchfell getrennt. Jede Niere wiegt ca. 150 g, ist in Abhängigkeit von der Körpergröße 12 bis 13 cm lang und 5 bis 6 cm breit. Beide Nieren haben in der Mitte eine Einbuchtung, an der die Nierenschlagader eintritt sowie die Nierenvene und der Harnleiter austreten. Über den 25 bis 27 cm langen Harnleiter fließt der Urin in die Harnblase. Auf dem Längsschnitt (in der aufgeschnittenen Niere, vgl. Abb. 2) lassen sich mit bloßem Auge zwei verschiedene Strukturen erkennen: die Rinde mit den Nierenkörperchen (Glomeruli) und das in Pyramiden angeordnete Mark. Die Funktionseinheit in der Niere ist das Nephron (Abb. 3). Dieses setzt sich

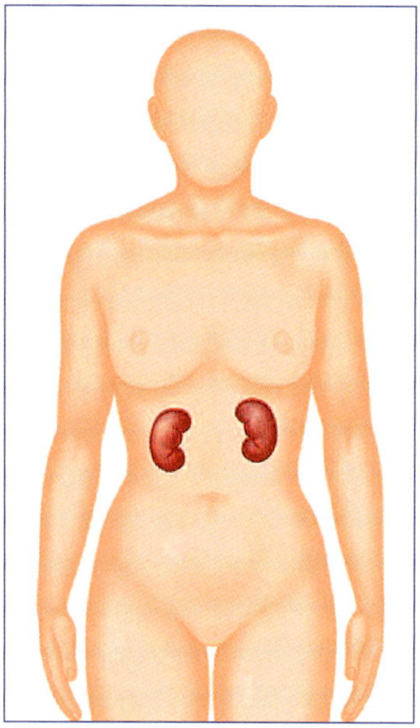

▲ Abb. 1: Lage der Nieren.

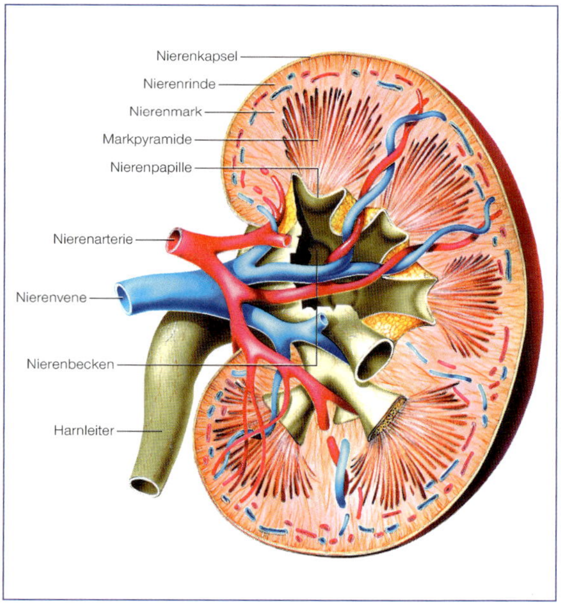

▲ Abb. 2: Anatomie der Niere.

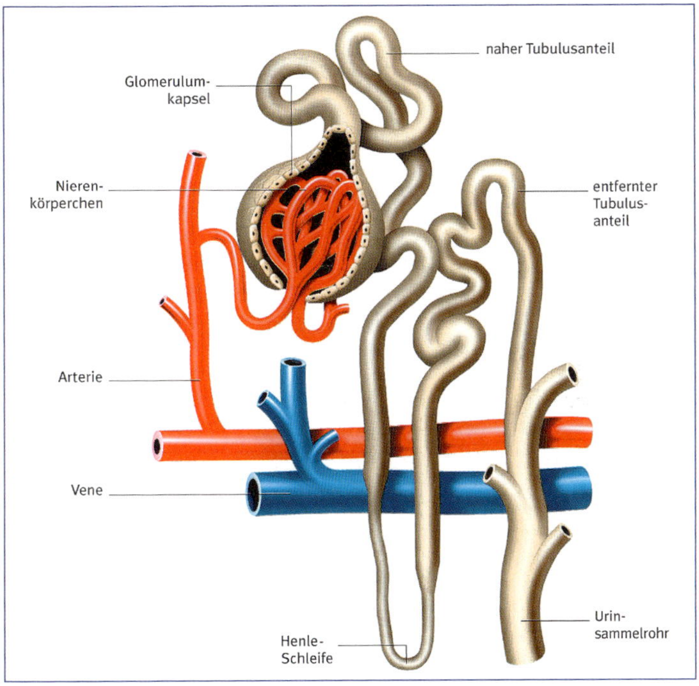

▶ Abb. 3: Aufbau des Nephrons.

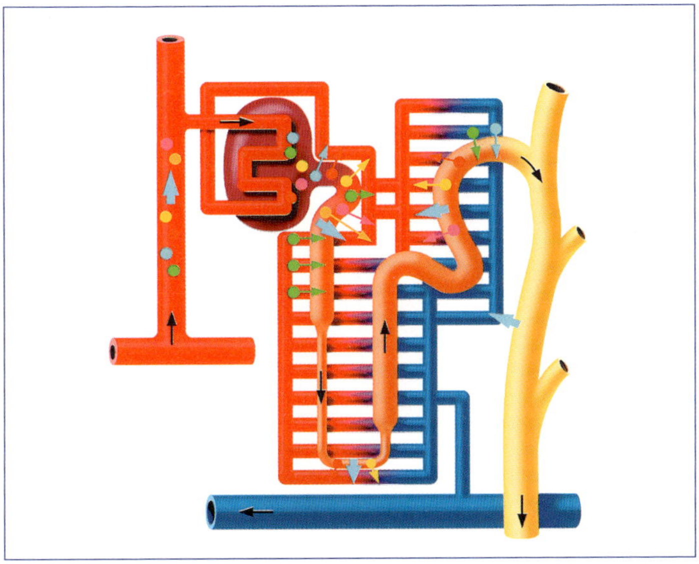

▶ Abb. 4: Funktionsweise der Filtration.

aus jeweils einem Nierenkörperchen und dessen harnableitendem System (Nierenkanälchen) zusammen. Jede Niere enthält etwa 1 Million Nephrone.

Jeden Tag fließt durch beide Nieren die fast unvorstellbare Menge von 1 700 Litern Blut. Das sind 1,2 Liter pro Minute. Aus dem Blut wird in den Nierenkörperchen Plasmawasser (Primärharn) mit bestimmten Inhaltsstoffen abgepresst (abfiltriert). Der größte Teil dieser Flüssigkeit und ihrer Inhaltsstoffe wird im harnableitenden System wieder in den Körper aufgenommen (resorbiert). Als Endprodukt bleibt der Urin zurück, der über den Harnleiter in die Blase gelangt (Abb. 4).

Aufgaben der Nieren

Durch Ausscheidung und Rückgewinnung (Resorption) von Flüssigkeit und Stoffen sorgen die Nieren für ein Gleichgewicht im Wasser- und Salzhaushalt des Körpers, beeinflussen entscheidend den Blutdruck und »entgiften« das Blut von Stoffwechselendprodukten. Während die Nieren früher als reine Ausscheidungsorgane angesehen wurden, weiß man heute um ihre Bedeutung als innere Drüsen, d.h. die Nieren sondern auch Hormone in das Blut ab. Im Einzelnen lassen sich die Funktionen folgendermaßen charakterisieren:

1. Ausscheidung von
   - »harnpflichtigen« Substanzen, auch Schlackenstoffe genannt (z.B. Harnstoff, Kreatinin, Harnsäure);
   - überschüssigen Salzen oder deren Bestandteilen (z.B. Natrium, Kalium, Phosphat, Wasserstoffionen);
   - Giften und Medikamenten.
2. Regulation der Wasserausscheidung:
   - Konzentration des Urins bei Durst oder fehlender Flüssigkeitszufuhr (stark riechender oder dunkel gefärbter Urin);
   - Ausscheidung von überschüssigem Wasser aus Nahrungsmitteln und/oder Getränken (wenig riechender oder heller Urin).
3. Regulation des Säure-Basen-Haushaltes.
4. Abbau von körpereigenen Hormonen (z.B. Insulin).
5. Die Niere als innere Drüse (Absonderung von Hormonen aus der Niere in das Blut)
   - Bildung des Hormons Erythropoetin, das für den Aufbau von roten Blutkörperchen im Knochenmark unerlässlich ist;
   - Bildung von dem sogenannten aktiven Vitamin-D-Hormon, welches für den Knochenstoffwechsel und die Aufnahme von Kalzium aus dem Darm wichtig ist;

- Bildung des Hormons Renin, das die Blutdruckregulation und die Funktion der Nebennierenrinde beeinflusst.

Aus diesen Funktionen ergibt sich bei einer Einschränkung der Nierenleistung beispielsweise:

- Wenn Sie insulinpflichtiger Diabetiker sind, brauchen Sie weniger Insulin, denn es wird langsamer abgebaut;
- Viele Medikamente müssen niedriger dosiert werden (sie werden verzögert abgebaut und/oder verzögert ausgeschieden).

Chronisches Nierenversagen

Die wichtigsten Ursachen eines chronischen Nierenversagens

Grundsätzlich reicht eine Niere aus, um alle Aufgaben vollständig zu erfüllen. Wer eine funktionierende Niere hat, kann damit dauerhaft gesund sein. Die zweite Niere ist damit eine Art »Rückversicherung« des Körpers. Zu einem endgültigen Nierenversagen (man sagt auch terminale Niereninsuffizienz) kommt es daher nur, wenn beide Nieren erkranken – oder bei einem Menschen, der nur noch eine Niere besitzt (z. B. nach operativer Entfernung der anderen Niere wegen eines Tumors oder einer Verletzung) diese ihre Funktion einstellt.

Das chronische Nierenversagen ist ein Zustand, bei dem die Nieren ihre Funktionen weitgehend und auf Dauer nicht mehr erfüllen können. Das funktionslos gewordene Nierengewebe wird zunehmend in Bindegewebe umgewandelt. Viele Erkrankungen können zum chronischen Nierenversagen führen. Die wichtigsten finden Sie in Tabelle 1. Die angegebenen Prozentzahlen geben den Anteil an den Ursachen einer Hämodialysebehandlung in Deutschland wieder. Der Diabetes mellitus nimmt inzwischen den ersten Platz ein.

Auf die genannten Erkrankungen soll hier nicht näher eingegangen werden. Aber für Sie sind einige Dinge besonders wichtig:

- Zahlreiche **Medikamente** können eine Nierenschädigung auslösen, vor allem Schmerzmittel, aber auch Antibiotika. Leider sind einige Schmerzmittel immer noch frei verkäuflich und nicht rezeptpflichtig. Gehen sie deshalb eigenverantwortlich mit solchen Medikamenten um! Nehmen Sie niemals »harmlose« Kopfschmerz- oder Rheumamittel über längere Zeit unkontrolliert ein. Dies kann zur Zerstörung von Nierengewebe und zum Nierenversagen führen (auch Analgetika-Nephropathie genannt).
- Leiden Sie unter einer **Zuckerkrankheit (Diabetes)**, kann es nach Jahren zu einer Nierenschädigung kommen (sogenannte diabetische Nephropathie), die zu einer Zerstörung des Nierengewebes und damit zur Dialysepflicht führt. Heute stellt diese Patientengruppe in Deutschland bereits 28 % aller dialysepflichtigen Personen dar. Es sind sowohl Typ-1-Diabetiker (primär insulinpflichtig), viel mehr aber

Tabelle 1

1. Nierenerkrankung bei Diabetes mellitus	28 %
2. Chronische Entzündung der Nierenkörperchen (chronische Glomerulonephritis)	19 %
3. Erkrankungen der Nierengefäße (beispielsweise als Folge eines Bluthochdrucks)	17 %
4. zystische Nierenerkrankung (wassergefüllte Hohlräume in den Nieren, erblich bedingt)	7 %
5. chronische Entzündungen der Harnwege (chronische Pyelonephritis)	12 %
6. andere Ursachen: ▮ dauerhafte Einnahme von Schmerzmitteln (Analgetika-Nephropathie) ▮ Befall der Niere bei anderen Krankheiten z. B. bei sogenannter Amyloidose, Plasmozytom ▮ Kollagenosen, Vaskulititen, Autoimmunerkrankungen ▮ Erbkrankheiten und Anlagefehler ▮ chronisches Nierenversagen bei unklarer Ursache	zusammen 17 %

(Erkrankungen, die zum chronischen Nierenversagen führen [nach Quasi Niere, Stichtag 31.12.2006])

Typ-2-Diabetiker (sogenannter »Alterszucker«) betroffen.

- Ein **Bluthochdruck** erhöht nicht nur das Risiko für Schlaganfall und Herzinfarkt, sondern fördert auch die Zerstörung des Nierengewebes.
- Die Entwicklung eines chronischen Nierenversagens bei Diabetikern kann durch konsequente Blutzuckereinstellung und Blutdrucksenkung und Normalisierung der Blutfettwerte verzögert und bei frühzeitiger Behandlung sogar verhindert werden. Ihre Mitarbeit bei der Therapie ist gefordert, damit der Arzt diese Ziele erreichen kann. Ganz wichtig: Falls Sie rauchen, ist Ihre Nierenerkrankung ein Grund mehr dafür, damit unbedingt aufzuhören. Denn **Rauchen schädigt Ihre Nieren zusätzlich**.

Chronisches Nierenversagen

Aufklärung und Vorbeugung

Der konstante Nachweis einer Eiweißausscheidung im Urin gilt bei Diabetikern und Hypertonikern als sicheres Zeichen einer Nierenschädigung. Schon geringste Mengen von Eiweiß im Urin, auch Mikroalbuminurie genannt, müssen ernst genommen werden. Denn sie zeigen ein Frühstadium an, in dem es noch möglich ist, die chronische Nierenschädigung durch eine gezielte Behandlung zu vermeiden. Die Eiweißausscheidung im Urin muss deshalb regelmäßig kontrolliert werden. Der übliche Streifentest des Urins ist nicht empfindlich genug, um eine Mikroalbuminurie zu entdecken. Über die Gefährlichkeit eines hohen Blutdrucks bei einer Zuckererkrankung haben wir schon gesprochen. Die alte Regel »Blutdruck (oberer Wert) ist Alter + 100« gilt nicht mehr! Dauernde Werte über 140 mmHg sind bereits kritisch. Der Blutdruck muss dauerhaft möglichst auf Werte unter 125/85 mmHg gesenkt werden.

Spezielle Gruppen unter den blutdrucksenkenden Medikamenten, die sogenannten ACE-Hemmer (Angiotensin-Conversions-Enzym-Hemmer) und AT_1-Rezeptorantagonisten, senken nicht nur den Blutdruck, sondern können auch die Eiweißausscheidung im Urin besonders gut vermindern und das Fortschreiten der Nierenfunktionsstörung verlangsamen.

Aufklärung und Tipps zur Vorbeugung und Früherkennung bietet Ihnen auch die 1997 gegründete »Deutsche Nierenstiftung«. Sie will der Bevölkerung klar machen, dass Nierenerkrankungen kein unabwendbares Schicksal sind. Auch Schulungsprogramme für nierenkranke Patienten werden angeboten.

Symptome eines chronischen Nierenversagens

Viele Nierenerkrankungen verlaufen leider stumm (ohne Krankheitszeichen), sodass nicht selten erst durch eine Laboruntersuchung eine weit fortgeschrittene Nierenerkrankung festgestellt wird. Vielleicht ist es Ihnen auch so gegangen und Sie haben zu Ihrem Arzt erstaunt gesagt: »An der Niere habe ich doch nie Schmerzen gehabt.« Mit dieser Antwort sind Sie nicht allein!

Aber es gibt Symptome, die auf eine Nierenerkrankung hinweisen können:

- Urinauffälligkeiten: Urin blutig, übel riechend oder schäumend, veränderte Urinausscheidung (große Menge, rascher Rückgang oder fehlende Ausscheidung);
- Gewichtsanstieg infolge Wassereinlagerungen im Gewebe (Ödeme);
- hoher Blutdruck;

- schlechtes Allgemeinbefinden; Schwäche, Appetitlosigkeit;
- Schmerzen im Bereich der Nieren und ableitenden Harnwege (Harnleiter, Harnblase).

Die in Tabelle 1 aufgeführten Erkrankungen führen häufig zu einer chronischen, langsam fortschreitenden Zerstörung von Nierengewebe. Die Anzahl der funktionstüchtigen Nephrone verringert sich allmählich von 2–3 Millionen auf 100000. Die wenigen verbleibenden Nephrone haben eine größere Arbeit zu leisten. Diese Mehrbeanspruchung äußert sich zum einen in einer Änderung des Rhythmus der Harnausscheidung (häufiges Wasserlassen nachts) und in der Unfähigkeit, eine Reihe mit der Nahrung aufgenommener Substanzen ausreichend auszuscheiden (z.B. Kalium, Phosphat, Harnsäure). An dieser Überbeanspruchung gehen die Nephrone allmählich zugrunde. Damit »unterhält« sich der Prozess der Selbstzerstörung der Niere, bis schließlich nur noch 2 bis 2,5 % der ursprünglichen Nephrone intakt sind; ein Zustand, der zur Anhäufung von Harnbestandteilen im Blut führt (Azotämie).

Der fortschreitende Prozess der Nierenzerstörung hat zur Folge:

- Eine Verkleinerung der Nieren, die der Arzt im Ultraschallbild erkennen kann (»Schrumpfniere«) – es ergibt sich hieraus in der Regel keine Aussage über die Grundkrankheit.
- Eine Verminderung der Ausscheidungsfunktion und Drüsenfunktion der Nieren. Diese Situation ist durch veränderte Laborwerte im Blut zu erkennen.

1. Anstieg der »harnpflichtigen« Substanzen (Schlackenstoffe):
   Harnstoff 3,5–5,8 mmol/l, 21–34,8 mg/dl;
   Kreatinin <106 µmol/l, 1,12 mg/dl;
   Harnsäure <416 µmol/l / 6,99 mg/dl.
2. Anstieg von Phosphat, Wasserstoffionen und Kalium:
   Phosphor 0,8–1,78 mmol/l / 2,5–5,5 mg/dl;
   Kalium 3,6–5,4 mmol/l oder mval/l.
3. Mangelnde Bildung von Vitamin-D-Hormonen in den geschädigten Nieren.
4. Mangel an roten Blutkörperchen (Anämie), u.a. durch Mangel an Erythropoetin:
   Hämoglobin 7,4–10 mmol/l:
   Frauen 7,5 -10 mmol/l / 12–16 g/dl,
   Männer 8,1–11,2 mmol/l / 13–18 g/dl;
   Hämatokrit (37–52 %).

- Einen mit einer **inneren Vergiftung** vergleichbaren Zustand mit möglichen Gesundheitsstörungen, die in unterschiedlicher Häufigkeit folgende Symptome zeigen:
  Magen-Darm-Trakt: Appetitlosigkeit, Übelkeit, Erbrechen. Oft sind es diese Symptome, die den Patienten unter der Verdachtsdiagnose Magenschleimhautentzündung oder Magengeschwür zum Arzt führen.

Chronisches Nierenversagen

- Zentrales Nervensystem (Gehirn): Müdigkeit, Gedächtnisschwäche, Verwirrtheitszustände;
- Bewusstseinstrübungen, Krampfanfälle;
- peripheres Nervensystem: Empfindungsstörungen und Krämpfe, vorwiegend in den Beinen;
- Muskulatur: Muskelschwund;
- Gelenke und Knochen: Knochenschmerzen, Knochenbrüche, Weichteilverkalkungen;
- Blut: Anämie, Gerinnungsstörungen;
- Herz und Kreislauf: Herzbeutelentzündung, Herzbeutelerguss, Herzmuskelerkrankung, Bluthochdruck;
- Haut: Juckreiz, gestörte Wundheilung;
- Lunge: Luftnot durch Wasseransammlung in der Lunge;
- Innere Drüsen: gestörte Hormonbildung und Hormonausscheidung; Folgen: Ausbleiben der Periode, Unfruchtbarkeit;
- Nachlassen des sexuellen Bedürfnisses und der Potenz;
- Störung des Abwehrsystems (Immunsystems);
- Störungen des Kohlehydratstoffwechsels, des Fett- und des Eiweißstoffwechsels.

In Abhängigkeit vom Ausmaß der Nierenfunktionseinschränkung, die man erkennen kann anhand der ansteigenden Kreatininwerte im Blut und einer parallel dazu abfallenden Filtrationsleistung der Nierenkörperchen (ausgedrückt als glomeruläre Filtrationsrate = GFR), wird die chronische Niereninsuffizienz heute in 5 Stadien eingeteilt. Die GFR ist ein empfindlicherer Parameter und signalisiert früher als der Kreatininanstieg eine eingeschränkte Nierenfunktion. Deshalb bezieht sich die Stadieneinteilung auf die GFR (wird angegeben in ml/min 1,73m[2].

Tabelle 2

Stadium	GFR (ml/min./1,73 m^2)	Beschreibung
1	≥ 90	Niereninsuffizienz mit normaler oder erhöhter GFR
2	60–89	Niereninsuffizienz mit leicht verminderter GFR
3	30–59	moderat verminderte GFR
4	15–29	schwer verminderte GFR
5	< 15/Dialyse	Nierenversagen

(Stadieneinteilung der chronischen Nierenerkrankung nach K/DOQI)

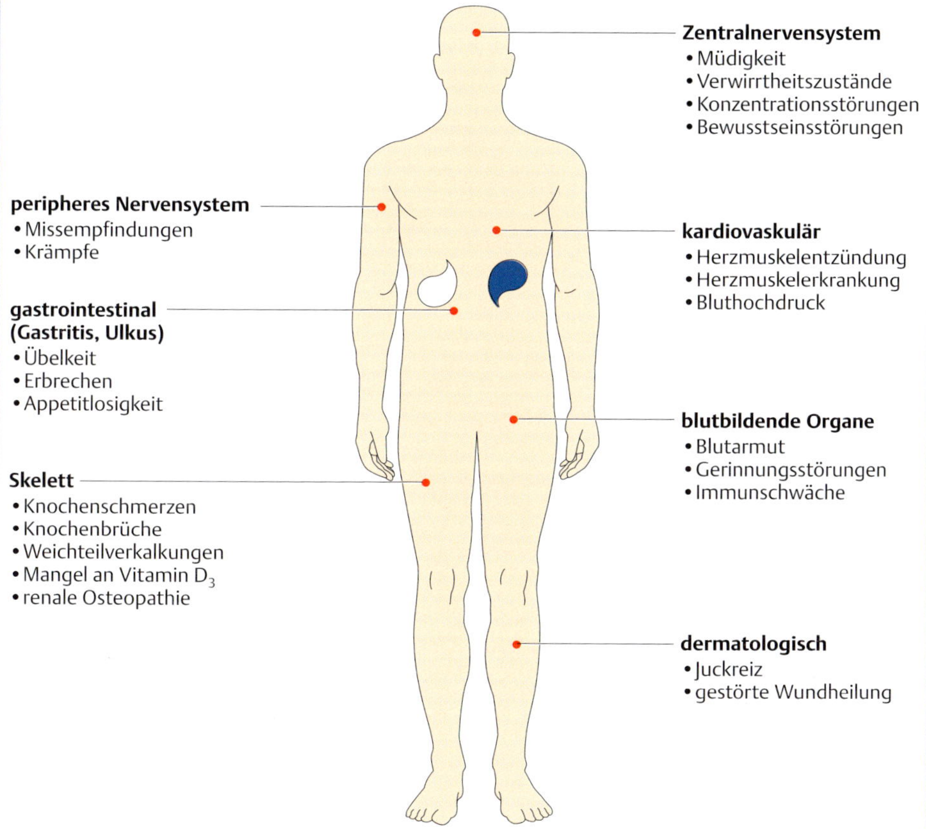

▲ Abb. 5: Mögliche Befunde einer Niereninsuffizienz.

Im Endstadium einer Nierenerkrankung bei komplettem Untergang von funktionstüchtigem Nierengewebe stehen nicht die »typischen Nierenbeschwerden« im Vordergrund (Rückenschmerzen, Brennen beim Wasserlassen, Nierenkoliken usw.). Nicht selten klagen die Patienten lediglich über Müdigkeit, Abgeschlagenheit, Kraftlosigkeit und Leistungsminderung. Die Anhäufung von Giftstoffen im Blut, die als Urämie bezeichnet wird, stört die Funktion nahezu aller Organe und Gewebe im Organismus und führt unbehandelt zum Tode.

Mit verschiedenen Verfahren lassen sich heute die Funktionen der Nieren weitgehend ersetzen (Hämodialyse, Bauchfelldialyse, Nierentransplantation, s. Kapitel »Behandlungsmöglichkeiten des chronischen Nierenversagens«). Die beste Methode der Nierenersatztherapie ist die Nierentransplantation. Aber diese Behandlungsform ist nicht für jeden Patienten geeignet. Selbst wenn Sie nicht für eine Nierentransplantation infrage kommen, haben Sie große Chancen, für ein langjähriges Überleben mit guter Lebensqualität.

Therapie des chronischen Nierenversagens

Bei Kreatininwerten im Blut bis ca. 300 µmol/l (3,4 mg/dl) sind die meisten Patienten beschwerdefrei. Mit fortschreitendem Untergang von funktionstüchtigem Nierengewebe scheidet der Körper stellvertretend die Giftstoffe über Schleimhäute aus (Magen-Darm-Trakt, Bauchfell, Rippenfell, Herzbeutel, Gehirnhäute). Daraus ergeben sich o.g. Gesundheitsstörungen bei einem chronischen Nierenversagen. Nahezu alle Organe des menschlichen Körpers können betroffen sein. Manche Patienten bleiben sogar bis zu Kreatininwerten von 800 bis 1000 µmol/l ohne Beschwerden. Das erschwert die richtige Diagnose und rechtzeitige Therapie.

Die Therapie stützt sich auf zwei Grundprinzipien:

1. Behandlung der Grunderkrankung:
   - Entfernung von Nieren- oder Harnleitersteinen, Beseitigung eines Urinabflusshindernisses;
   - gezielte Behandlung einer immer wiederkehrenden Nierengewebeentzündung (Glomerulonephritis);
   - gezielte Behandlung einer bakteriellen Entzündung der Harnwege (Pyelonephritis);
   - optimale Blutzuckereinstellung beim Diabetiker;
   - Beseitigung einer Einengung der Nierenarterie (Nierenarterienstenose), die selten die Ursache eines hohen Blutdrucks (Hypertonie) sein kann;
   - keine unkontrollierte Einnahme von Schmerzmitteln;
   - optimale Senkung des Blutdrucks;
   - Verzicht auf Rauchen.
2. Maßnahmen, mit denen man das Fortschreiten einer chronischen Nierenerkrankung mit Funktionsverlust verlangsamen kann:
   - **eiweißarme Kost:** Ein Gesunder nimmt täglich 1 bis 1,4 g Eiweiß pro Kilogramm Körpergewicht (nach-

folgend abgekürzt als g/kg KG) zu sich. Da die genannten »harnpflichtigen« Substanzen (Harnstoff, Kreatinin, Harnsäure) vorwiegend Abbauprodukte des Eiweißstoffwechsels sind, verstehen Sie sicher, warum Sie bei eingeschränkter Nierenfunktion die Eiweißzufuhr reduzieren müssen. Ab ca. 250 bis 300 µmol/l (2,8–3,4 mg/dl) Kreatinin sollten Sie bis zum Beginn der Dialysebehandlung nicht mehr als 0,6 g–0,8 g Eiweiß/kg KG täglich zu sich nehmen. Eine Reihe von Nierenerkrankungen geht mit einem hohen Eiweißverlust im Urin einher. Diese Verluste müssen bei der täglichen Eiweißzufuhr berücksichtigt werden. Ihr Arzt wird Sie darüber informieren.

– **Salz- und Wasserzufuhr:** Die Menge des im Organismus gebundenen Wassers hängt von der Kochsalzzufuhr ab. Kochsalz (Natriumchlorid, NaCl) enthält Natrium, dessen Ausscheidung eine gesunde Niere der Aufnahme anpasst. Funktioniert die Niere nicht mehr richtig, kann sie nicht so viel Natrium ausscheiden und es sammelt sich Wasser im Körper, z. B. in den Beinen, an.
– Trotzdem gilt heute, dass Sie als nierenkranker Patient die Kochsalzzufuhr nicht generell beschränken müssen. Dies ist jedoch dann notwendig, wenn Sie Wasseransammlungen in den Beinen oder den Augenlidern (Ödeme) bekommen, unter einem Bluthochdruck leiden oder an Gewicht zunehmen. Eine tägliche Kochsalzzufuhr von 5 g pro Tag sollten Sie dann nicht überschreiten. Gemeint ist nicht nur das Kochsalz aus dem Salzstreuer, sondern auch das in verschiedenen Lebensmitteln enthaltene. Bedenken Sie, dass verstecktes Kochsalz in

Tabelle 3

Beispiele	
3 g Kochsalz sind enthalten in:	100 g Salami (etwa 5 Scheiben)
	150 g Kasseler
	125 g Camembert
	50 g Matjesfilet
salzarm sind:	fettarme Milch (0,6 g pro halbem Liter)
	Rindfleisch (0,12 g pro 100 g)
	Bachforelle (0,1 g pro 100 g)

hohen Mengen in Fertiggerichten enthalten ist.

Auf dem Markt werden zwar kaliumhaltige Ersatzsalze (z.B. Siena-Salz, Ambi-Salz, Nestle-Alevita, Diät-Gewürzsalz) angeboten. Doch auch der hohe Kaliumgehalt kann für Sie als Nierenkranker gefährlich werden. Die meisten Nierenpatienten scheiden bis zum Dialysebeginn ausreichend Urin aus, zwischen 2 und 3 Litern pro Tag. Dies ist auch etwa die Flüssigkeitsmenge, die Sie in diesem Fall täglich zuführen sollten. Trinken Sie nicht mehr als 3 Liter Flüssigkeit pro Tag. Dies verbessert nicht die Nierenfunktion, sondern kann sogar gefährlich werden, besonders, wenn Sie auch herzkrank sind.

Es kann sein, dass Sie zusätzlich wassertreibende Medikamente (Diuretika) brauchen, wenn Sie Ödeme entwickeln oder einen hohen Blutdruck haben.

- Behandlung der **Übersäuerung des Körpers** (metabolische Azidose): Die Unfähigkeit der erkrankten Niere, die im Stoffwechsel anfallenden Wasserstoffionen auszuscheiden, führt zu einer ausgeprägten Übersäuerung des Körpers. Mögliche Folgen sind: Kalziumfreisetzung aus den Knochen (Knochenschmerzen, Knochenbrüche); Magen-Darm-Beschwerden (Appetitlosigkeit, Übelkeit, Erbrechen); erhöhte Kaliumwerte im Blut; »Kurzatmigkeit«, bedingt durch das Bemühen des Organismus, diese Übersäuerung durch vermehrte Atmung auszugleichen.
Die Behandlung besteht in einer eiweißarmen Kost (je eiweißärmer die Kost, umso weniger Säuren werden im Körper gebildet). Gegensteuern kann man auch mit Bikarbonat in Tabletten- oder Pulverform.
- **Senkung der Phosphatkonzentration im Blut:** Kranke Nieren scheiden auch Phosphat vermindert aus. Deshalb steigt die Phosphatkonzentration zunächst in den Zellen des Körpers, später auch im Blut an. Wenn Phosphat steigt, nimmt Kalzium im Blut ab. Diese Situation bedingt eine ständige Stimulation der Nebenschilddrüsen, die vermehrt Parathormon produzieren, um das Kalzium wieder zu erhöhen. Im fortgeschrittenen Stadium des Nierenversagens führt diese Überfunktion der Nebenschilddrüsen zu erhöhten Kalziumwerten. Die Folge ist eine zunehmende Verkalkung in den Gefäßen, den Weichteilen, in der Umgebung der Gelenke und in verschiedenen inneren Organen, auch an den Herzklappen.
Deshalb ist es wichtig, dass Sie und Ihr Arzt schon frühzeitig auf eine Senkung des Phosphatspiegels im Blutserum achten. Auch hier ist eiweißarme Kost angesagt, da alle eiweißhaltigen Nahrungsmittel auch phosphatreich sind. Außerdem kann der Phosphatspiegel im Blut durch Medikamente,

die das Phosphat der Nahrung im Darm binden, gesenkt werden (siehe Kapitel Phosphatbinder).

- **Konsequente Normalisierung des Blutdrucks:** Über die Hälfte der Patienten mit einem chronischen Nierenversagen haben einen Bluthochdruck. Je höher der Blutdruck liegt, desto schneller verschlechtert sich die Nierenfunktion. Deshalb ist es für Sie wichtig, dass der Blutdruck konsequent normalisiert wird. Ein Wert von 130/85 mmHg sollte erreicht werden und noch niedriger – und zwar 125/85 mmHg – wenn Sie chronisch nierenkrank oder zuckerkrank sind sowie eine vermehrte Eiweißausscheidung im Urin vorliegt.

Das wird nicht ohne Medikamente gehen. Aber Sie können **einiges selbst dazu beitragen**, dass der Blutdruck abnimmt:

- Reduktion des Körpergewichts;
- Ausschaltung weiterer Risikofaktoren (Rauchen, zu hohe Blutfett- oder Harnsäurewerte);
- Reduktion der Kochsalzzufuhr auf ca. 5 g pro Tag;
- Einschränkung des Alkoholkonsums;
- Sauna (nach Rücksprache mit dem Arzt);
- »gesunde Lebensweise« (viel Bewegung und ausreichend Schlaf);
- Stressabbau.

Medikamentöse Therapie: Die meisten Patienten brauchen mehr als ein Medikament, um den Blutdruck ausreichend zu senken. Der Arzt trifft die Auswahl für jeden Patienten entsprechend seiner Grunderkrankung und den Begleiterkrankungen. Er wird Ihnen als ein Blutdruckmedikament einen ACE-Hemmer oder AT_1-Rezeptorantagonisten verordnen, da wissenschaftliche Studien den Schutzeffekt dieser Stoffgruppe für die Nieren nachgewiesen haben.

- Wenn Sie die genannten Punkte befolgen und die verordneten Medikamente zuverlässig einnehmen, wird Ihre Therapie auch erfolgreich sein.
- Hören Sie mit dem Rauchen auf! Rauchen ist ein entscheidender Risikofaktor für das Fortschreiten einer chronischen Niereninsuffizienz, insbesondere einer diabetischen Nephropathie. Wenn Sie weiter rauchen, lässt sich Ihr Blutdruck trotz der Einnahme von blutdrucksenkenden Medikamenten schwieriger einstellen, Ihre Nieren scheiden mehr Eiweiß aus und die Diabeteseinstellung wird deutlich schlechter. Es lohnt sich bestimmt, mit dem Rauchen aufzuhören. Hilfe zur Selbsthilfe gibt das Rauchertelefon des Deutschen Krebsforschungszentrums (06221 / 424200).

- **Behandlung der Knochenerkrankung (renale Osteopathie).**
  Eine kranke Niere wandelt Vitamin-D-Vorstufen nicht ausreichend in Vitamin D um. Dieses Vitamin ist aber nötig, um Kalzium aus dem Darm aufzunehmen (Abb. 6). Der Organismus holt sich das Kalzium aus den Knochen, wenn er aus dem Darm nicht genügend bekommt. Wird dem Knochen Kalzium entzogen, wird er brüchiger. Diese Knochenerkrankung nennt man renale Osteopathie (renal, weil die Niere schuld daran ist). Durch frühzeitige Gabe von Vitamin-D-Präparaten kann die Entwicklung einer renalen Osteopathie verhindert werden (siehe auch Abschnitt »Langzeitkomplikationen«).
- **Behandlung der Anämie.**
  Da die kranke Niere nicht ausreichend Erythropoetin (Hormon, das die Bildung von roten Blutkörperchen im Knochenmark stimuliert) produziert, kann eine Blutarmut (Anämie) durch Mangel an rotem Blutfarbstoff (Hämoglobin) entstehen. Der rote Blutfarbstoff

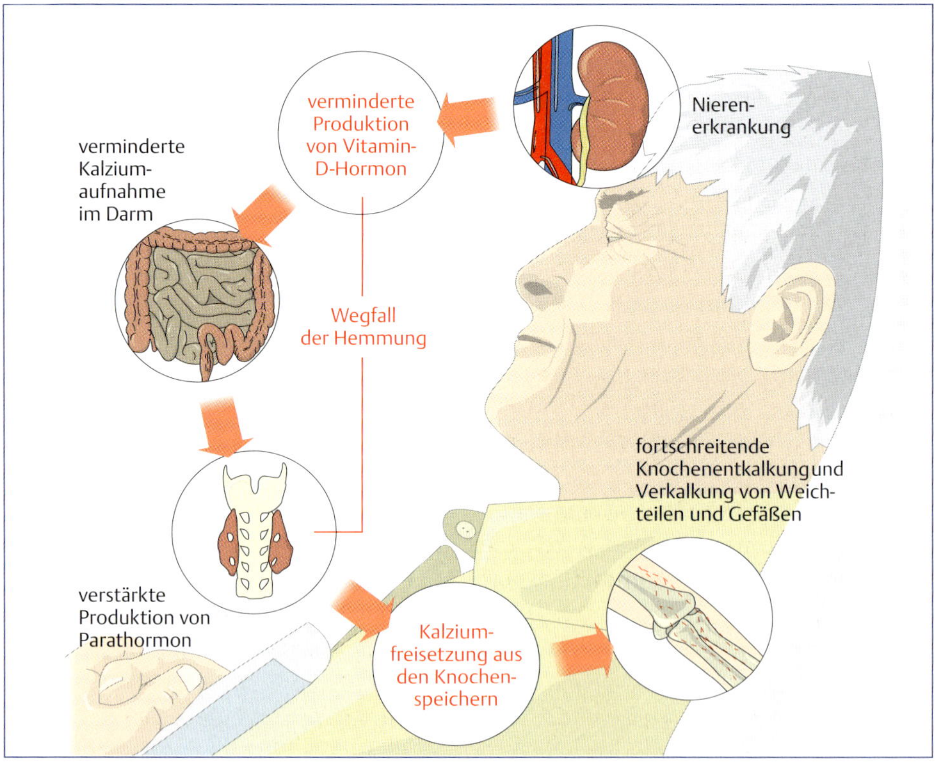

▲ Abb. 6: Mangel an aktiviertem Vitamin D.

transportiert jedoch den lebenswichtigen Sauerstoff in die Organe. Deshalb kann eine Anämie Symptome wie Blässe, geringe Belastbarkeit, Herzklopfen und Schwäche hervorrufen. Dann muss sie behandelt werden. Die Behandlung mit Bluttransfusionen sollte vermieden werden. Heute wird das fehlende Hormon Erythropoetin gespritzt (s. Abschnitt »Langzeitkomplikationen«).

Vorbereitung des Patienten zur Dialysebehandlung und Auswahl des Dialyseverfahrens

Der Arzt und Sie selbst können mit den bisher genannten Maßnahmen zwar die Nierenerkrankung nicht heilen, aber den Dialysebeginn hinauszögern. Aber irgendwann ist es dann soweit: Konstant hohe Harnstoffwerte über 30 mmol/l (180 mg/dl), eine GFR < 10–15 ml/min./1,73 m^2, ständig erhöhte Kaliumwerte über 6 mmol/l oder mval/l, ein medikamentös nicht zu beeinflussender hoher Blutdruck, Zeichen der Überwässerung mit Atemnot und Wasseransammlung in den Beinen sind für den Arzt die entscheidenden Kriterien, mit der Dialyse zu beginnen. Das kann ambulant in einem Dialysezentrum geschehen, wenn die Behandlung rechtzeitig erfolgt, bevor die klinischen Symptome einer ausgeprägten Niereninsuffizienz auftreten. Ansonsten kann es zu Komplikationen durch die Vergiftung des Körpers kommen, die oft wochenlang im Krankenhaus behandelt werden müssen. Außerdem sind die Überlebensaussichten schlechter, wenn man zu spät beginnt. Eine Dialysetherapie muss gut geplant sein und darf niemals eine Notfallmaßnahme sein. Sie ist lebenslang notwendig, wenn keine Nierentransplantation erfolgt oder möglich ist.

Die chronische Niereninsuffizienz wird in fünf Stadien eingeteilt, wie in Tabelle 2 auf S. 16 erläutert. Bereits im Stadium 4 (bei Diabetikern sogar noch früher), das der Dialyse vorausgeht, heißt es aufpassen.

Zwei Dinge sind für Sie wichtig:

1. Sie müssen Anzeichen einer drohenden Verschlechterung der Nierenerkrankung kennen:
   Minderung der körperlichen Leistungsfähigkeit, beginnende Luftnot, Appetitlosigkeit, Übelkeit sowie morgendliches Erbrechen und Wassereinlagerungen (Zeichen dafür sind Gewichtszunahme, Anschwellen der Beine und des Gesichtes). Bemerken Sie solche Symptome, informieren Sie sofort Ihren Arzt, damit er rechtzeitig eine Dialyse einleiten kann. Wichtig für Sie ist zu wissen: Eine scheinbar noch gute Urinausscheidung ist kein Grund abzuwarten.

ACHTUNG

Aktualisierung des Impfstatus:

Zur Vorbereitung auf eine Dialysetherapie und erst recht auf eine Nierentransplantation gehört auch, dass alle empfohlenen Impfungen aktualisiert und im Impfausweis dokumentiert werden, damit Infektionen möglichst vermieden werden.

2. Die Auswahl des Blutreinigungsverfahrens:
   Schon jetzt sollten Sie sich mit den Möglichkeiten der Nierenersatztherapie vertraut machen. Lassen Sie sich vom Arzt die Dialysevefahren nicht nur erklären, sondern am besten vorführen. Vielleicht beantwortet Ihnen auch ein Zusammentreffen mit anderen Betroffenen offene Fragen. Selbsthilfegruppen können hier wertvolle Hilfe leisten. Es gibt auch strukturierte Patientenschulungsprogramme (z.B. http://www.fit-fuer-dialyse.de), mit denen Sie sich gut vorbereiten können.

Die bekannteste Form der Nierenersatztherapie ist die seit den 1960er Jahren angewandte **Hämodialyse** (Zentrumsdialyse, Heimhämodialyse).

Seit 1977 hat sich die **Bauchfelldialyse** (Peritonealdialyse) als Alternative weltweit etabliert.

Beide reinigen das Blut mithilfe physikalischer Phänomene (Diffusion, Osmose, Filtration). Bei der Hämodialyse läuft das Blut über eine künstliche Grenzschicht (Dialysemembran) außerhalb des Körpers, an der die o.g. physikalischen Gesetze wirken. Bei der Bauchfelldialyse dient das Bauchfell (Peritoneum) als Dialysemembran.

Zweifellos ist die **Nierentransplantation** bei Versagen der Nieren die beste Lösung. Aber nicht alle Patienten sind für eine derartige Operation und die sich auf alle Fälle anschließende medikamentöse Dauerbehandlung geeignet. Die Wartezeit bis zur Transplantation einer geeigneten Spenderniere eines Verstorbenen muss mit einem der beiden o.g. Verfahren überbrückt werden. Diese Wartezeit liegt derzeit durchschnittlich bei 6 Jahren. Nur in Ausnahmefällen (geplante Lebendnierenspende oder kombinierte Transplantation von Niere und Bauchspeicheldrüse bei Typ-1-Diabetikern) wird heute eine Transplantation noch vor Beginn einer Dialysetherapie angestrebt.

Alle Patienten, die für eine Transplantation vorgesehen sind, werden bei Eurotransplant (eine 1967 gegründete Zentrale mit Sitz in Leiden [Niederlande], in deren Computer alle medizinischen Daten von Patienten gespeichert sind, die ein Organ brauchen) auf die Warteliste gesetzt.

Behandlungsmöglichkeiten des chronischen Nierenversagens (= Nierenersatztherapie)

Zur Behandlung des chronischen Nierenversagens stehen drei verschiedene Möglichkeiten zur Verfügung (die Zahlen geben an, welcher Anteil der, nach QuaSi-Niere Stichtag 31.12.2006, insgesamt 91 718 Patienten in Deutschland mit dem jeweiligen Verfahren behandelt wurde):

Als Patient mit chronischem Nierenversagen können Sie sich prinzipiell selbst zwischen Hämodialyse und Bauchfelldialyse entscheiden, die keine konkurrierenden, sondern alternative Blutreinigungsverfahren sind. Die Bauchfelldialyse ist für viele Patienten als Einstiegsvariante für die ersten Jahre der Hämodialyse überlegen, insbesondere für Diabetiker.

Die Transplantation von chronisch Nierenkranken ohne vorherige Dialysebehandlung wäre wünschenswert, ist aber in Deutschland wegen des immer noch bestehenden Mangels an Spenderorganen auf die Lebendnierenspende und den Typ-1-Diabetes (kombinierte Transplantation von Niere und Bauchspeicheldrüse) beschränkt.

Tabelle 4

Gesamtzahl der Dialysepatienten	66 508
davon Hämodialyseverfahren	63 307
Bauchfelldialyseverfahren ▪ kontinuierliche ambulante Peritonealdialyse (CAPD) ▪ automatische Peritonealdialyse	3 201
Nachsorge nach Nierentransplantation	25 210

(Möglichkeiten der Nierenersatztherapie)

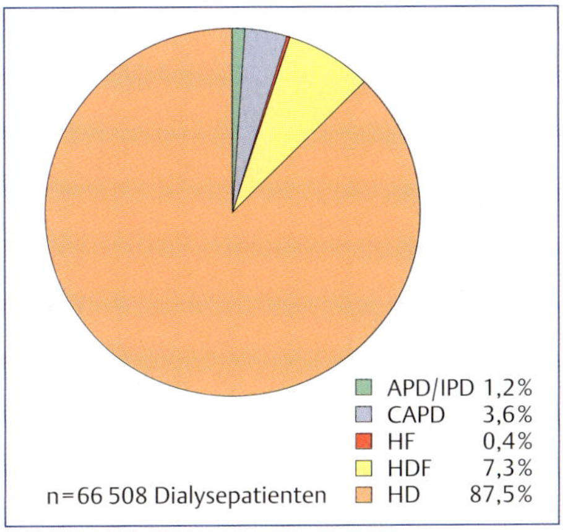

▲ Abb. 7: Anteile der jeweiligen Dialyseverfahren 2006.

Behandlungsmöglichkeiten

Blutreinigungsverfahren

Hämodialyse

Bei der Hämodialyse (HD) findet die Blutreinigung außerhalb des Körpers, bei der Bauchfelldialyse innerhalb des Körpers statt. Beide Verfahren haben folgende Aufgaben zu erfüllen:

- die Entfernung von im Blut gelösten Schlackenstoffen (Dialyse);
- die Entfernung von Flüssigkeit (Ultrafiltration);
- die Aufrechterhaltung eines ausgeglichenen Wasser- und Elektrolythaushalts.

Die lebensnotwendige Blutreinigung findet in der heute bekannten Form erst seit den 1960er Jahren Anwendung. Hierzu wird das Blut aus dem Körper des Nierenkranken in die sogenannte »künstliche Niere« geleitet. Das Kernstück der

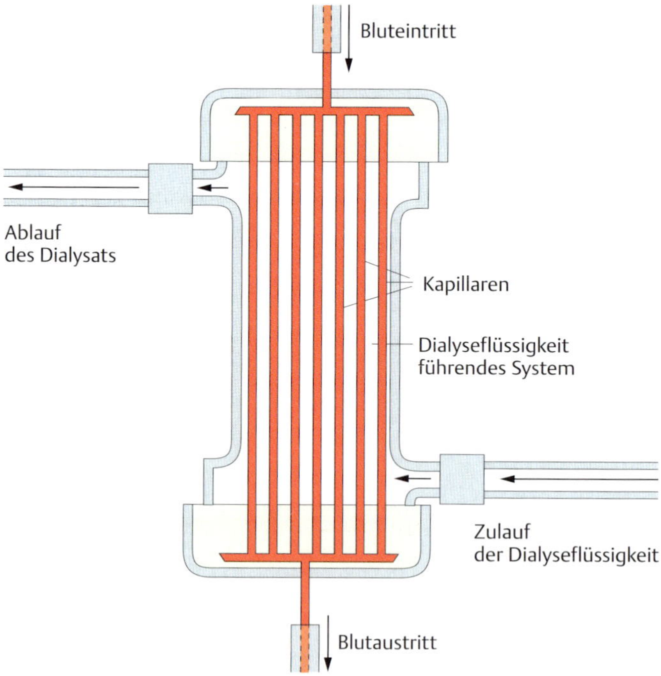

▲ Abb. 8: Schema eines Dialysators.

»künstlichen Niere« ist ein Filter zur Blutreinigung, der sogenannte Dialysator. Das Blut wird zum Dialysator geführt, dort von Schlacken gereinigt und in die Vene zurückgeleitet. Ein ausreichender Blutstrom zum Filter wird durch eine Fistel (Kurzschlussverbindung zwischen Arterie und Vene, in der Regel am Unterarm) gewährleistet. Außerhalb des Körpers wird in den Kreislauf eine Pumpe eingeschaltet, die den Blutstrom in Bewegung hält.

Was bedeutet Hämodialyse?

Wenn Sie erstmals eine »künstliche Niere« sehen, wird Ihnen eine relativ große Maschine mit einer Vielzahl blutführender Schläuche auffallen.

Diese **Dialysemaschine** überwacht lediglich die Druckverhältnisse, die Temperatur und die Leitfähigkeit des Blut führenden und des Dialysierflüssigkeit führenden Systems.

Die eigentliche Entgiftung findet **im Dialysator** statt, der Schnittstelle zwischen Blut und Dialysierflüssigkeit. Im Dialysator wird das giftbeladene Blut des Patienten, durch eine Membran getrennt, von der Dialysierflüssigkeit umströmt.

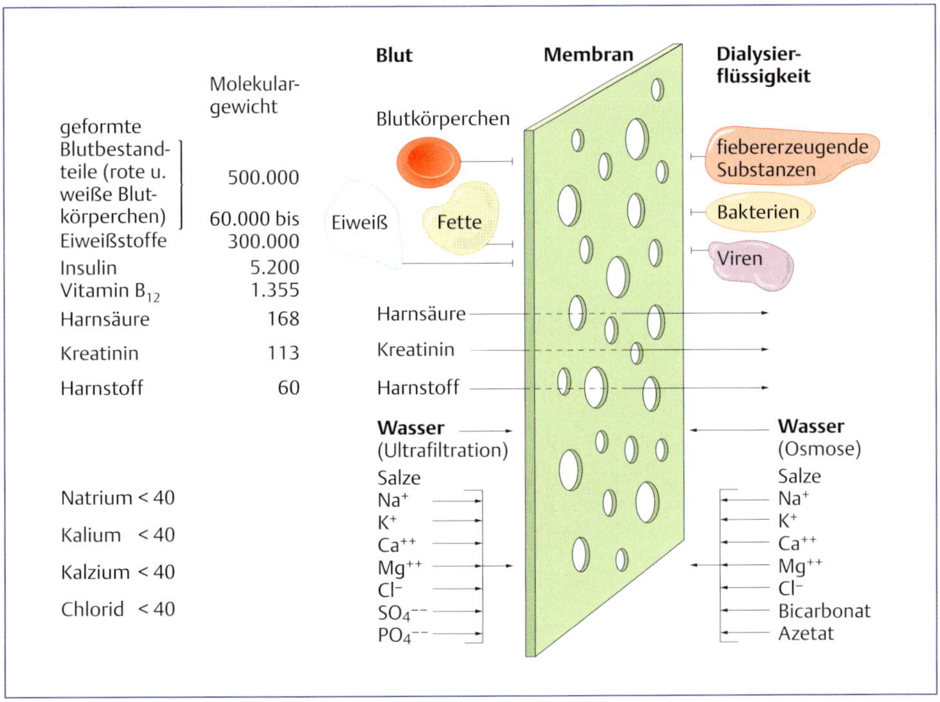

▲ Abb. 9: Schema einer Dialysemembran.

Behandlungsmöglichkeiten

Die Dialysemembran (Abb. 9) enthält viele, mit bloßem Auge nicht sichtbare Poren, die kleine Partikel wie Harnstoff, Kreatinin, Mineralien (Natrium, Kalium, Kalzium, Phosphat) von einer Seite zur anderen durchlassen. Größere Substanzen dagegen, wie Bluteiweiße, rote und weiße Blutkörperchen, aber auch Krankheitserreger können die Membranporen nicht passieren. Der ideale Dialysator hat eine große Austauschfläche, die einen Austausch möglichst vieler Giftstoffe in kurzer Zeit erlaubt.

Auf der einen Seite der Membran fließt also das Blut, auf der anderen die Dialysierflüssigkeit. Durch deren Zusammensetzung ist es einerseits möglich, Mineralverluste für den Organismus zu vermeiden (z.B. durch Zugabe von Kalium oder Natrium), andererseits aber auch gefährliche Anhäufungen zu entfernen. Das »Flussschema« bei der Hämodialyse geht aus Abb. 10 hervor.

Als Dialyse bezeichnet man also ein physikalisches Verfahren zur Entfernung

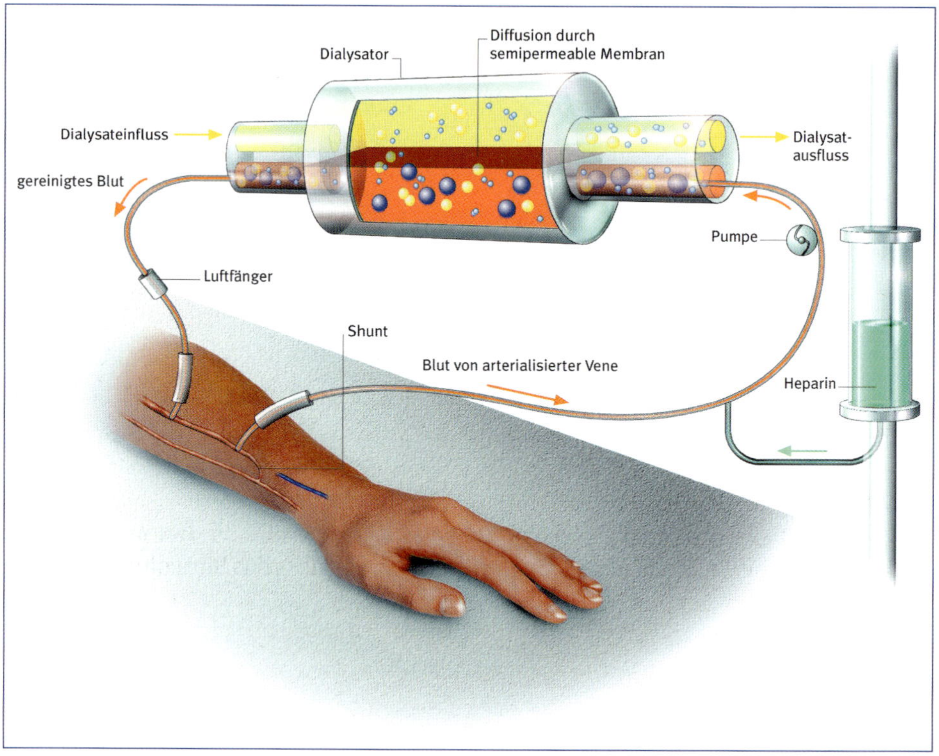

▲ Abb. 10: Schema bei der Hämodialyse.

gelöster Teilchen aus dem Blut mittels einer halbdurchlässigen Membran. Am Stofftransport durch die Membran sind 4 komplizierte Mechanismen beteiligt, die hier nur stichpunktartig erwähnt und bildlich in den folgenden Abbildungen dargestellt werden sollen.

- Diffusion = Entgiftung durch Konzentrationsausgleich: Stofftransporte durch eine halbdurchlässige Membran von einem Ort hoher zu einem Ort niedriger Konzentration bis zum Ausgleich, d.h. Wanderung von Stoffen von der Blutseite durch eine Membran in die Dialysierflüssigkeit (Abb. 11).
- Osmose = Wasserentzug durch Ultrafiltration – bei Bauchfelldialyse besonders wichtig: Hindurchtreten von Flüssigkeit durch eine halbdurchlässige Membran, auf deren beiden Seiten sich ein gelöster Stoff in unterschiedlicher Konzentration befindet, der selbst die Membran nicht durchdringen kann. Der Flüssigkeitsstrom geht in Richtung der höheren Konzentration (Abb. 12).
- Ultrafiltration = Flüssigkeitsentzug durch Druckerhöhung auf der Blutseite oder Sog auf der Dialysatseite: Übertritt bzw. Transport von Flüssigkeit von einer Membranseite zur anderen. Dafür ist ein Druckgefälle zwischen Blut- und Dialysatseite (hydrostatischer Druck) erforderlich. Je höher die Druckdifferenz, umso größer ist der Flüssigkeitstransport. Der Entzug von Flüssigkeit aus dem Blut wird z.B. durch Überdruck auf der Blutseite und Unterdruck auf der Dialysatseite erreicht (Abb. 13).
- Konvektion: Die Bewegung von Stoffen mit einem Wasserstrom, z.B. gleichzeitige Mitnahme von Stoffen durch Ultrafiltration (Abb. 14).

Die beschriebenen Vorgänge finden im Dialysator statt und sind in gewissen Grenzen durch die Wahl des Dialysators und durch Veränderung von technischen Kenngrößen an der Dialysemaschine beeinflussbar. Die Leistung eines Dialysators wird durch die Messung des Transportes verschiedener Substanzen (Clearance der Substanz) und der Ultrafiltration erfasst. Sie ist abhängig von der Art der Membran, ihrer Gesamtoberfläche im Dialysator und einer Reihe von anderen Faktoren, auf die in diesem Rahmen nicht näher eingegangen werden soll. Der Blutfluss bei der Dialyse sollte bei mindestens 300 ml/min. liegen, der »Dialysatfluss« (Fluss der Dialysierflüssigkeit) bei 500 ml/min. Bei einer 5-stündigen Dialyse mit 300 ml/min. Blutfluss passieren etwa 90 Liter Blut (18 Liter/Stunde) und etwa 150 Liter Dialysierflüssigkeit den Dialysator. Hieraus lässt sich errechnen, dass das Blutvolumen des Patienten während einer Behandlung etwa 15-mal den Dialysator durchströmt.

Früher galt die Entfernung niedermolekularer Schlackenstoffe, vor allem Harnstoff und Kreatinin, als Maß der Leistung eines Dialysators. Erst nach Jahren einer lebenserhaltenden, erfolgreichen Behandlung mit der künstlichen Niere wurde erkannt, dass mit den niedermolekularen kleinen Substanzen nur ein Teil der Gifte entfernt wird. Auch Substanzen mit einem größeren Molekulargewicht sammeln sich im Körper an. Um auch sie beseitigen zu können, wurden besonders gut durchlässige synthetische Dialysemembranen entwickelt, die die herkömmlichen Zellulosemembranen weitgehend ersetzt haben. Diese synthetischen Membranen sind eine Voraussetzung für die Anwendung alternativer Blutreinigungsverfahren wie Hämofiltration und Hämodiafiltration.

Obwohl heute gut verträgliche und effektive Dialysatoren zur Verfügung stehen, sollte die Dialysezeit nicht unter 3 × 4,15 Stunden pro Woche liegen. Eine gesunde Niere arbeitet schließlich 24 Stunden am Tag! (s. Abschnitt Qualitätssicherung). Durch Verlängerung der Dialysezeit (z. B. 3 × 8 Stunden als Nachtdialyse) oder Steigerung der Anzahl der Dialysen pro Woche kann die Dialyse noch effektiver gemacht werden. Letzteres ist dauerhaft nur als Heimhämodialyse durchführbar.

Die Dialyse entfernt nicht alle im Organismus angehäuften Giftstoffe vollständig. Gleichzeitig entzieht sie dem Körper wichtige Substanzen (Hormone, Vitamine usw.), die im Größenordnungsbereich wie die Giftstoffe liegen. Diese Verluste können bei Langzeitdialyse zu sekundären Organschäden führen (s. Abschnitt »Langzeitkomplikationen«).

Hämofiltration

Bei diesem Verfahren wird aus dem Blut Flüssigkeit (Filtrat) abgepresst. Dazu sind stärker durchlässige synthetische Membranen (sogenannte Hämofilter) und ein entsprechender Druckunterschied zwischen dem Blut führenden System und dem Filtrat führenden System erforderlich. Der Transport von Stoffen folgt nicht wie bei der Hämodialyse einem Konzentrationsgefälle, sondern einem Druckgefälle. Die Giftstoffe werden ausschließlich mit der abgepressten Flüssigkeit (Konvektion) aus dem Körper entfernt. Die zu viel abgepresste Flüssigkeitsmenge muss durch eine sterile Lösung (Substitutionslösung) ersetzt werden, die in ihrer Zusammensetzung (abgesehen von den Giftstoffen) der abgepressten Flüssigkeit ähnelt (Abb. 15). Pro Hämofiltrationsbehandlung soll nicht weniger Flüssigkeit als ⅓ des Körpergewichts des Patienten ausgetauscht werden (d. h. bei 70 kg KG ca. 23 l).

Für die Entfernung höhermolekularer Substanzen ist die Hämofiltration besser geeignet als die Hämodialyse. Allerdings werden niedermolekulare Substanzen (Harnstoff, Kreatinin) nicht so gut entfernt.

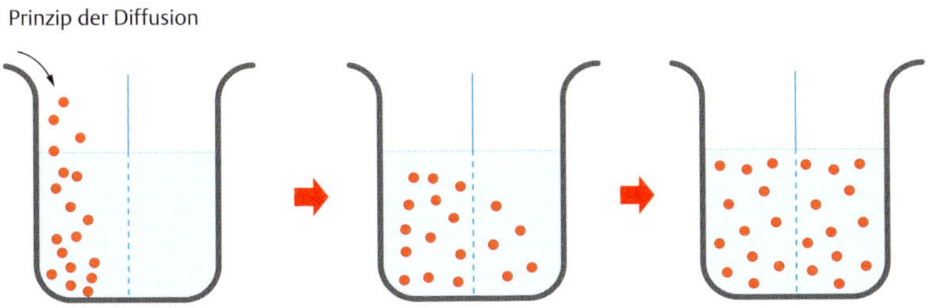

▲ Abb. 11: Prinzip der Diffusion.

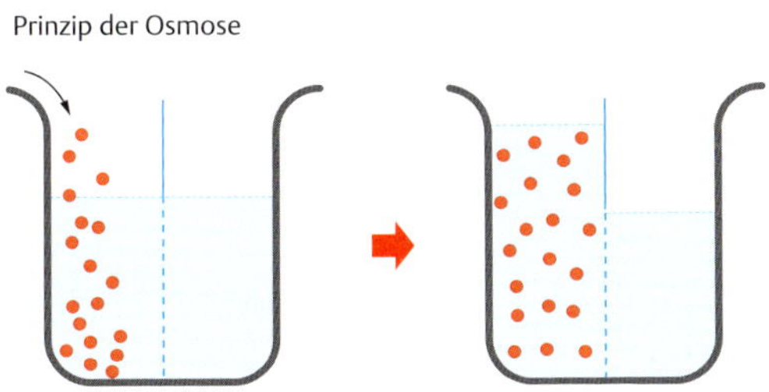

◀ Abb. 12: Prinzip der Osmose.

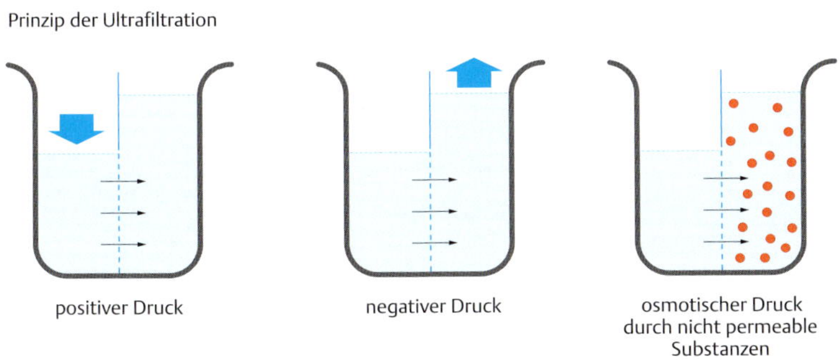

◀ Abb. 13: Prinzip der Ultrafiltration.

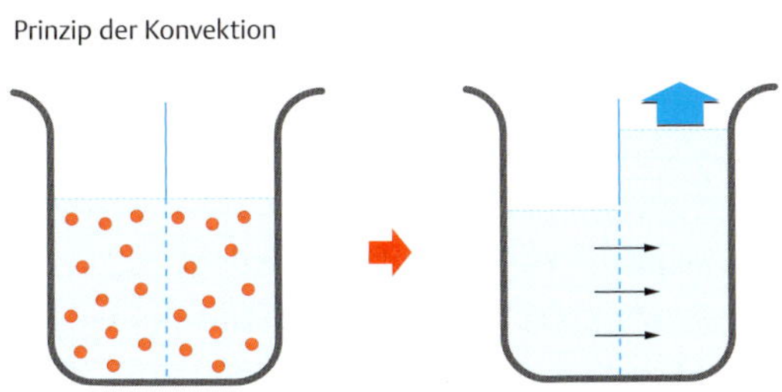

◀ Abb. 14: Prinzip der Konvektion.

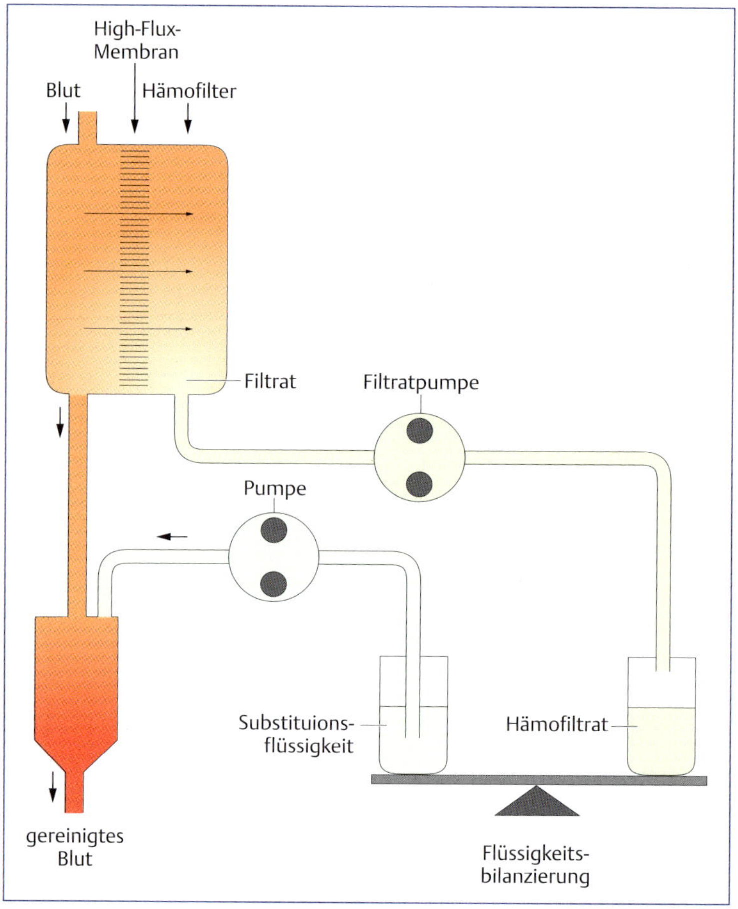

◀ Abb. 15: Schema der Hämofiltration.

Hämodiafiltration

Die Hämodiafiltration ist ein Verfahren, welches die Hämodialyse und die Hämofiltration kombiniert (Abb. 16). Der theoretische Ansatzpunkt für die Kombination beider Verfahren ist die Tatsache, dass niedermolekulare Substanzen wie Harnstoff und Kreatinin vorwiegend durch Diffusion (s. Abschnitt »Hämodialyse«), die größeren Moleküle überwiegend durch Konvektion (s. Abschnitt »Hämofiltration«) entfernt werden. Bei der Hämodiafiltration (HDF) ist die Gesamtmenge der entfernten Giftstoffe höher als bei den Einzelverfahren, da sich Konvektion und Diffusion nicht addieren, sondern parallel ablaufen und sich gegenseitig beeinflussen. Verwendet wer-

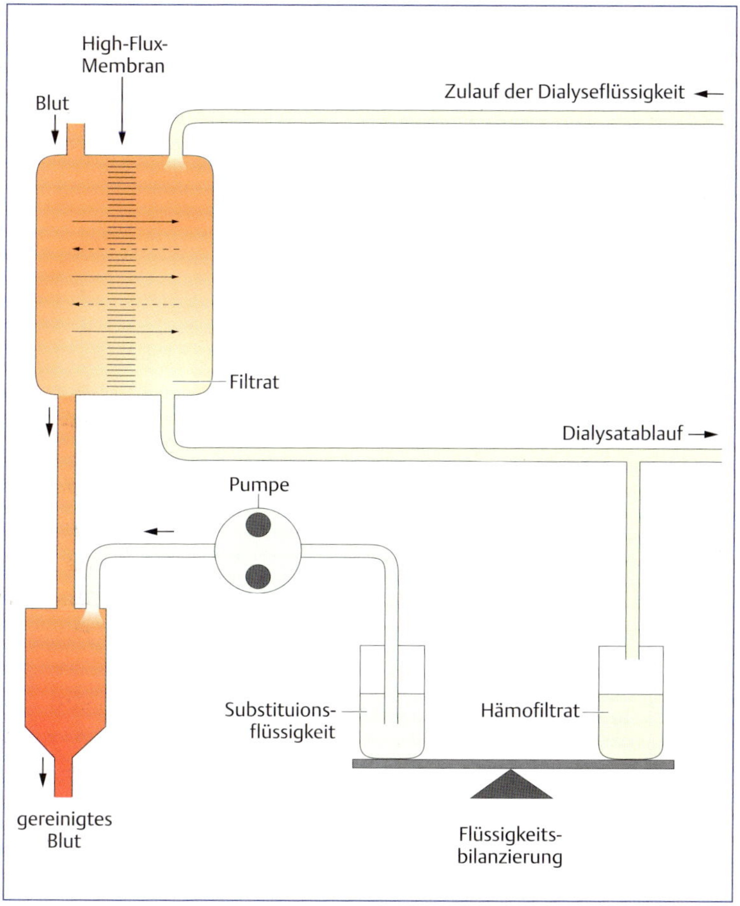

▶ Abb. 16: Schema der Hämodiafiltration.

den für die Hämodiafiltration die mehr durchlässigen synthetischen Membranen (sogenannte »High-Flux-Dialysatoren«). Wie bei der Hämofiltration wird bei der Hämodiafiltration das Ultrafiltrat durch eine separate sterile Lösung (Substitutionslösung) ersetzt. In modernen Geräten wird diese Substitutionslösung direkt aufbereitet (online-HDF) und die Substitutionsmenge wird automatisch an den Blutfluss angepasst. Sie beträgt ca. 3 Liter/ Stunde. Beide Verfahren – Hämofiltration und Hämodiafiltration – können eine stabilisierende Wirkung auf den Blutdruck haben. Bei kreislaufstabilen, älteren und durch eine Herzerkrankung vorbelasteten Personen, aber auch bei Hypertonie können diese Verfahren von Vorteil sein.

Behandlungsmöglichkeiten

Bauchfelldialyseverfahren (Peritonealdialyseverfahren = PD)

Im Gegensatz zur Hämodialyse, bei der eine künstliche Dialysemembran (Dialysator) außerhalb des Körpers verwendet wird, dient bei der Bauchfelldialyse das Bauchfell (Peritoneum) als Dialysemembran.

Das Bauchfell ist eine dünne Haut mit einer Oberfläche von 1 bis 2 m^2, die die Organe des inneren Bauchraumes überzieht. Es ist sehr gut durchblutet und stellt damit eine hervorragende Austauschmembran dar. Über einen in die Bauchwand fest eingenähten Katheter wird die Dialysierflüssigkeit aus einem Beutel in die Bauchhöhle eingelassen und umspült das Bauchfell. Die im Blut gelösten Stoffwechselprodukte (»harnpflichtige Substanzen« oder auch Schlackenstoffe genannt) sowie Flüssigkeit werden zwischen den Blutgefäßen des Bauchfells und der Dialysierflüssigkeit ausgetauscht und entfernt. Die mit Schlackenstoffen angereicherte Flüssigkeit (Dialysat) wird nach einigen Stunden wieder durch den Katheter abgelassen und durch neue Dialysierflüssigkeit ersetzt. Für das Ein- und Auslaufen der Dialysierflüssigkeit wird die Schwerkraft genutzt, indem einmal der Beutel zum Einlaufen angehoben bzw. zum Auslaufen abgesenkt wird. Die folgende Abbildung zeigt eine schematische Darstellung der Bauchfelldialyse (Zwei-Beutel-System). Heute stehen bereits Drei-Kammer-Beutel zur Verfügung.

Im Gegensatz zur nicht kontinuierlichen Entgiftung bei der Hämodialyse (d.h. intermittierend oder periodisch, 3 × 4,15 bis 5 Stunden pro Woche) wird bei der Bauchfelldialyse langsam und stetig (kontinuierlich) entgiftet. Dies kommt dem natürlichen Entgiftungsvorgang der Niere näher.

In Abhängigkeit von Häufigkeit und Art der Durchführung des Flüssigkeitsaustausches gibt es verschiedene Bauchfelldialyseverfahren:

1. kontinuierliche ambulante Peritonealdialyse (CAPD)
2. automatische Peritonealdialyse (APD)

Kontinuierliche ambulante Peritonealdialyse (CAPD)

CAPD ist die Abkürzung für »Continuous ambulatory peritoneal Dialysis« und heißt wörtlich übersetzt: kontinuierliche ambulante Bauchfelldialyse. Die sterile Dialysierflüssigkeit, die über einen Katheter und ein spezielles Überleitungssystem in den freien Bauchraum eingeführt wird, verbleibt in der Regel 4 bis 6 Stunden in der Bauchhöhle (nachts länger) und wird anschließend durch neue Dialysierflüssigkeit ersetzt (Abb. 17). So befindet sich ständig, also 24 Stunden am Tag, eine Flüssigkeit in der Bauchhöhle. Dabei werden durch Diffusionsvorgänge »harnpflichtige Substanzen« und durch Osmose überschüssiges Wasser aus dem Gewebe in die Bauchhöhle abgegeben.

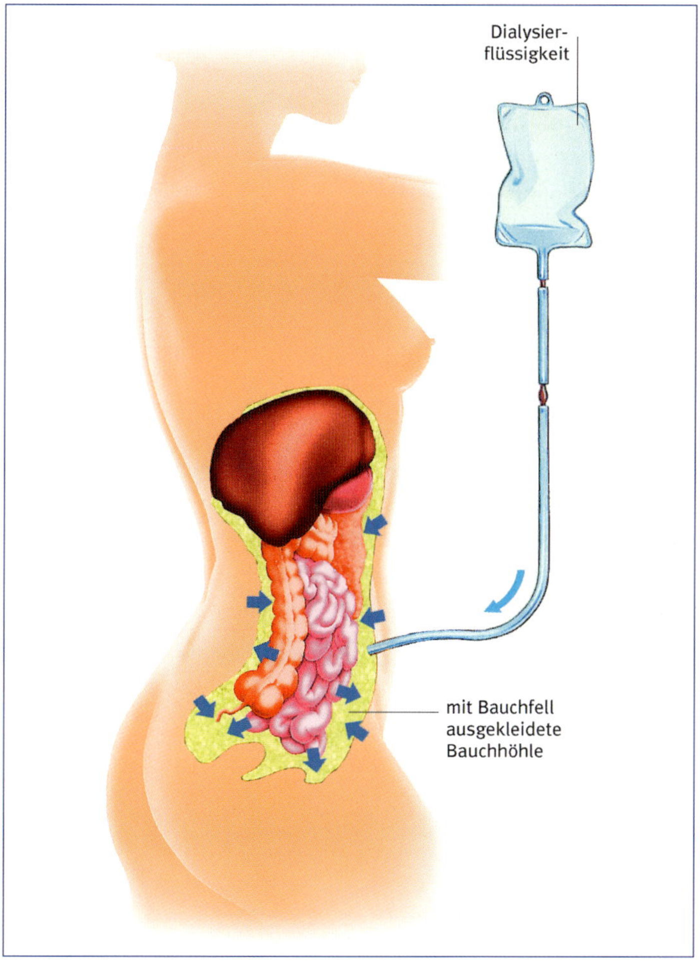

▶ Abb. 17: Darstellung der Peritonealdialyse.

Die Dialysierflüssigkeit enthält als osmotisch aktive Substanz Traubenzucker (Glukose), der aufgrund seiner Konzentration (von 1,5 bis 4,0 %) einen bestimmten »osmotischen Druck« ausübt. Je höher die Konzentration gewählt wird, desto mehr Wasser wird aus dem Gewebe in die Bauchhöhle gezogen.

Die CAPD können Sie nach einer Trainingszeit von einigen Tagen selbst durchführen. Sie werden mit dieser Art der Behandlung weitgehend unabhängig von Maschinen und von einem Dialyseinstitut. In der Regel müssen Sie sich nur einmal im Monat bei ihrem Dialysearzt vorstellen. Die Bauchfelldialyse kann jedoch nicht bei jedem Patienten angewandt werden. Voraussetzungen sind eine gewisse manuelle Geschicklichkeit, eine Duschmöglichkeit und genügend Raum zum Lagern des notwendigen Materials.

CAPD-Katheter: Der speziell entwickelte Dialysekatheter besteht aus einem biegsamen Kunststoffmaterial und hat einen Durchmesser von ca. 5 mm. Der Katheter wird operativ (mit einem kleinen Bauchschnitt oder laparoskopisch) in Narkose in die Bauchhöhle eingelegt. Die Katheteraustrittsstelle (KAST, »EXIT«) aus der Bauchhöhle liegt in der Nähe des Nabels, der Katheter verläuft dann mehrere Zentimeter innerhalb der Bauchdecke nach unten, um dann in die Bauchhöhle einzumünden. Die Spitze des Katheters, die mehrere seitliche Öffnungen hat, soll im Unterbauch zwischen Harnblase und Mastdarm an der tiefsten Stelle der Bauchhöhle liegen (Abb. 18). Nur so kann das Dialysat restlos ablaufen. An den Katheter wird über einen standardisierten Adapter ein firmenindividuelles Überleitungssystem befestigt, mit dem später die jeweiligen Lösungs- und Auslaufbeutel verbunden werden.

Unmittelbar nach der Operation sollten Sie 1 bis 3 Tage Bettruhe einhalten und sich danach körperlich schonen, damit der Katheter gut einheilen kann. Wenn es die Laborwerte und der klinische Zu-

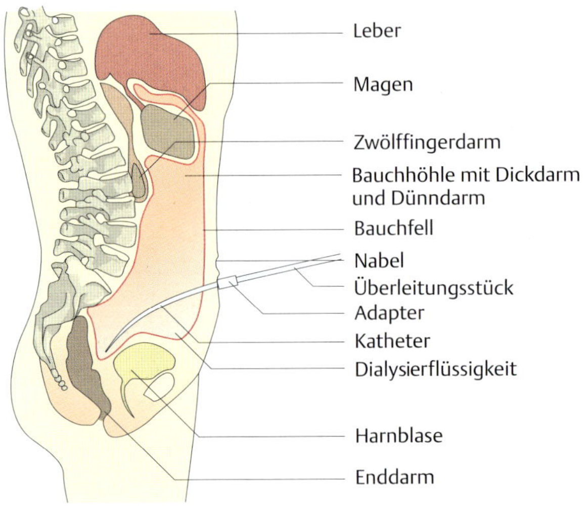

◀ Abb. 18: Lage des Peritonealkatheters.

stand zulassen, kann 6 bis 10 Tage später mit der Bauchfelldialyse begonnen werden. Sie werden dabei durch spezialisierte, erfahrene Fachkräfte angeleitet (sogenanntes »Training«). Dies ist stationär, ambulant (wenn Sie nahe bei der Klinik wohnen) oder zu Hause möglich.

Beutelwechsel: Den Beutelwechsel führen Sie selbst durch. Das kann zu Hause, an der Arbeitsstelle, im Heim, im Hotel, in anderen geeigneten Räumen, ja sogar im Auto geschehen. Bei blinden, behinderten oder älteren Patienten können auch Angehörige oder der Pflegedienst den Beutelwechsel, nach entsprechender Anleitung, übernehmen. Er dauert ca. 30 bis maximal 45 Minuten und erfordert einige leicht erlernbare Handgriffe; technische Vorkenntnisse sind nicht erforderlich.

Der Beutel mit der Dialysierflüssigkeit muss auf einer Wärmeplatte auf Körpertemperatur vorgewärmt werden. Die Anzahl der täglichen Beutelwechsel, in der Regel 3 bis 5 am Tag, richtet sich nach der Restfunktion Ihrer Nieren, der Menge anfallender Giftstoffe (abhängig von Größe, Gewicht, körperlicher Aktivität und Essgewohnheiten) und nach dem Beutelvolumen. In der Regel werden 4-mal 2,0 bis 2,5 Liter ausgetauscht.

Allerdings verlangt diese Behandlungsform eine über das gewöhnliche Maß hinausgehende Sauberkeit und Hygiene, um das Risiko für das Eindringen von Krankheitserregern mit der Folge einer Bauchfellentzündung (Peritonitis) zu senken.

ACHTUNG

Bei jedem Beutelwechsel müssen Sie z. B. beachten:

- Fenster und Türen schließen;
- Wollsachen, Krawatte und Schmuck am Handgelenk entfernen;
- Hände und Unterarme gründlich mit Seife oder einer dafür vorgesehenen Lösung waschen und desinfizieren;
- Mundschutz anlegen, Nase und Mund bedecken.

Automatische Peritonealdialyse

Die Automatische Peritonealdialyse (APD) ist eine Weiterentwicklung der (CAPD) unter Zuhilfenahme einer Peritonealdialysemaschine. Diese Behandlungsform wenden Sie meist selbst zu Hause über Nacht an, indem Sie sich am Abend an die Maschine anschließen. Während der Nachtruhe führt die Maschine wiederholte Dialysatwechsel durch. Die Anzahl der Wechsel in der Nacht sowie die jeweils ausgetauschte Dialysierflüssigkeitsmenge werden in die Maschine einprogrammiert. Am Morgen »nabeln« Sie sich wieder ab, verschließen den Katheter steril und können am Tage ohne Beutelwechsel Ihren Beschäftigungen nachgehen. Die letzte Dialysatfüllung kann vom Morgen bis zum Abend in der Bauchhöhle verbleiben.

Nicht alle Patienten sind für die APD geeignet. Für sogenannte Langsamtransporter (gute Entgiftung nur bei langen Verweilzeiten der Flüssigkeit in der Bauchhöhle) ist die CAPD besser geeignet. In jedem Fall ist zu empfehlen, zunächst mit der CAPD zu beginnen und nach etwa sechs Wochen die Funktionseigenschaften des Bauchfells zu untersuchen (PET-Test = Peritoneal Equilibrium Test). Wenn das Testergebnis entsprechend ausfällt, kann dann auf die APD gewechselt werden.

Bei sehr alten Patienten, die wegen der Kreislaufnebenwirkungen oder fehlender Gefäßzugänge nicht für die Hämodialyse geeignet sind, gibt es auch die Möglichkeit, die APD im Zentrum 3-mal wöchentlich für acht bis zehn Stunden als intermittierende Peritonealdialyse (IPD) durchzuführen.

Die APD ist jedoch nur für diejenigen Patienten ein effektives Nierenersatztherapieverfahren, deren Bauchfell in der Lage ist, die auszuscheidenden Stoffwechselprodukte relativ rasch aus dem Blut in die Bauchhöhlenflüssigkeit zu transportieren. Die CAPD sollte immer beherrscht werden, damit bei möglichem Ausfall der Maschine ein Beutelwechsel immer möglich ist. Manche Zentren setzen auch sofort die APD ein.

Von den genannten Peritonealdialyseverfahren wird die CAPD am häufigsten angewendet.

Im Vergleich zur Hämodialyse bietet die Peritonealdialyse eine Reihe von Vorteilen:

- kontinuierliche Therapie, dadurch weniger kreislauf- und herzbelastend;
- Heimdialyseverfahren mit großer Alltagsflexibilität;
- bessere berufliche Rehabilitation (auch am Arbeitsplatz können Beutelwechsel durchgeführt werden), mehr Reisemöglichkeiten;
- Möglichkeit, die Freizeit aktiv zu gestalten (Urlaub, Sport treiben etc.);
- keine Fistelanlage (s. Abschnitt »Ständiger Gefäßzugang«);
- keine Schmerzen durch Punktionen, kein Heparinbedarf (s. Abschnitt »Heparinisierung«);
- keine Blutverluste, keine dialysebedingten Kreislaufreaktionen und Komplikationen;
- weniger diätetische Besonderheiten, kaum Flüssigkeitsbeschränkung;
- weniger Langzeitkomplikationen;
- längerer Erhalt der Resturinausscheidung oder Nierenrestfunktion (Vorteil für Lebensqualität und Langzeitüberleben).

Aber auch über die möglichen Nachteile einer CAPD sollten Sie informiert sein:

- Kathetereinlage und ständiges Kathetertragen sind unabdingbar;

- sehr selten mechanische Probleme mit Kathetern und Verbindungsstücken (Konnektoren);
- Gefahr der Bauchfellentzündung (Peritonitis), Katheteraustritts- und Kathetertunnelinfektion (wenn Prinzip der absoluten Keimfreiheit beim Beutelwechsel verletzt wird), Katheterlageveränderung, Katheterverschluss;
- Badeverbot (Duschen ist erlaubt);
- kontinuierliche Glukosebelastung (da ein Teil der Glukose in der Dialysierflüssigkeit vom Körper aus der Bauchhöhle aufgenommen wird), mögliches Übergewicht und Fettstoffwechselstörungen;
- nachlassende Bauchfellfunktion nach 3–4 Jahren (bei häufiger Bauchfellentzündung eher), dann Wechsel zur Hämodialyse erforderlich, ebenso bei Patienten mit fehlender oder stark nachlassender Resturinausscheidung, bei Patienten mit großem Übergewicht ab 80 kg (oft keine ausreichende Entgiftung) und Katheterinfektionen.

Die Bauchfelldialyse ist nicht für jeden Patienten eine zuverlässige Art der Nierenersatzbehandlung und echte Alternative zur Hämodialyse. Sie eignet sich nicht bei erheblichen Veränderungen im Bauchfell, bei Verwachsungen, entzündlichen Darmerkrankungen, schweren Lungenerkrankungen, die eine Volumenbelastung im Bauchraum nicht zulassen, vor allem aber bei mangelnder Kooperation des Patienten und mangelnden hygienischen Verhältnissen. Trifft keiner dieser Punkte auf Sie zu, liegt die Entscheidung bei Ihnen selbst.

Allerdings sollten Sie wissen, dass durch den längeren Erhalt der Resturinausscheidung (Nierenrestfunktion) unter der PD ein Überlebensvorteil besteht, wenn man zunächst mit der PD beginnt (im günstigsten Fall bis zur erfolgreichen Nierentransplantation) und später auf Hämodialyse wechselt.

Umgekehrt kann es aber auch sein, dass der Arzt Ihnen den Wechsel von der Hämodialyse zur Bauchfelldialyse empfiehlt (z. B. bei Problemen der Gefäßzugänge für die Hämodialyse).

PD-Training

Sie brauchen vor der Peritonealdialyse keine Angst zu haben, denn Sie werden erst in die Selbständigkeit entlassen, wenn Sie alle der folgenden Punkte beherrschen:

- Hygieneregeln
- Beutelwechsel
- Führen des täglichen Protokolls
- Materialbestellung
- Verbandswechsel
- Erkennen und Beherrschen von Komplikationen (wie Peritonitis u. a.)

Die PD-Schwester kommt vor Behandlungsbeginn und beim ersten Wechsel zu Ihnen ins Haus.

Behandlungsmöglichkeiten

Ambulante Kontrollen im Dialysezentrum erfolgen:

- anfangs wöchentlich;
- später einmal pro Monat mit Kontrolle der Blutwerte, Überprüfung der Flüssigkeitsbilanz, Blutdruckkontrolle und der Medikamente, Verbandswechsel mit Beurteilung der Katheteraustrittsstelle.

Sie werden nicht alleine gelassen, sondern können sich jederzeit im Zentrum melden.

Heimhämodialyse

Prinzipiell gibt es auch die Möglichkeit einer Hämodialyse zu Hause (Heimhämodialyse). Der Anteil von Patienten, die von dieser Möglichkeit Gebrauch machen, ist mit nur 0,8 % aller durchgeführten Dialysen verschwindend gering. Nur wenige Betroffene akzeptieren die Heimhämodialyse als echte Alternative zum Zentrum oder zur Bauchfelldialyse.

Diese Behandlungsform ist an eine Reihe von Bedingungen geknüpft. Sie erfordert über die medizinische Eignung hinaus entsprechende räumliche Voraussetzungen und unabdingbar einen helfenden Partner.

Das Verfahren verlangt enormes persönliches Engagement von Patient/in und Partner/in. Beide werden im Heimatdialysezentrum oder in einem Trainingszentrum mindestens drei Monate ausgebildet. Diese gezielte Schulung umfasst die sichere Bedienung des Dialysegerätes, das Anschließen der Maschine an den Blutkreislauf, die Erkennung und Behebung technischer Probleme, aber auch den Umgang mit auftauchenden Problemen, z. B. möglichen Störungen der Organfunktionen des Dialysepatienten.

Räumliche Notwendigkeiten in der Wohnung für die Heimhämodialyse sind u. a. ausreichender Platz für das Dialysegerät und die Wasseraufbereitungsanlage, entsprechende Elektro- und Wasseranschlüsse und -abflüsse sowie ausreichender Platz für das Dialyseverbrauchsmaterial und dessen Entsorgung.

Der betreuende Nephrologe sichert Heimhämodialysepatienten mit einer ärztlichen, pflegerischen und technischen Notfallbereitschaft rund um die Uhr ab. Nicht jeder Patient ist für dieses Behandlungsverfahren geeignet. Ein idealer Heimhämodialysepatient sollte »nur« nierenkrank sein, also kaum zusätzliche Komplikationen aufweisen wie z. B. Herzerkrankung, sehr hohen Blutdruck, Fistelprobleme, psychische Erkrankungen. Der Behandlungspartner muss eine stabile Persönlichkeit sein, damit eine dauerhafte Therapie außerhalb eines Dialysezentrums möglich ist. Wenn diese Voraussetzungen gegeben sind, ergeben sich aus der Heimhämodialysetherapie erhebliche zeitliche Vorteile für alle

Beteiligten. Zwar bedeutet die Heimhämodialysebehandlung für Kranke und Angehörige einen relativ hohen Aufwand an Arbeit, Verantwortung und vielleicht auch Stress. Doch andererseits entfallen die Fahrten zum und vom Dialysezentrum, die Behandlungszeiten lassen sich flexibler gestalten, Berufstätigkeit und Freizeitbeschäftigung werden weniger beeinträchtigt, der Kranke bleibt selbstständiger, bewahrt sich ein hohes Selbstwertgefühl und kann entsprechend besser rehabilitiert werden.

Ein gut trainierter Heimhämodialysepatient stellt sich seinem Arzt in der Regel jeden Monat im Dialysezentrum vor, um medizinische und dialyserelevante Probleme zu besprechen. Die Kosten für das Gerät und die Installierungen zu Hause trägt die Krankenkasse, die Abrechnung erfolgt über das Dialysezentrum. Für die Bereitstellung von Raum-, Strom- und Abfallkosten wird eine monatliche Pauschale gezahlt.

Heute stehen bereits speziell für die Heimhämodialyse einsetzbare, leicht bedienbare Geräte zur Verfügung, mit denen auch eine Online-Überwachung des Heimhämodialysepatienten durch das Dialysezentrum möglich ist. Auf der Grundlage dieses Sicherheitssystems werden sich zukünftig vielleicht noch mehr Patienten für die Heimhämodialyse entscheiden.

Nierentransplantation (Nierenverpflanzung)

Die bisher genannten Formen der Nierenersatztherapie (Hämodialyse, Bauchfelldialyse) können in unterschiedlichem Ausmaß nur Teilfunktionen der Nieren ersetzen, sodass nie eine vollständige Entgiftung stattfindet. Andererseits gehen für den Körper wichtige Substanzen unkontrolliert über die Membran verloren, sodass dialysebedingt Organstörungen auftreten können. Nach einer erfolgreichen Nierentransplantation haben Sie die besten Voraussetzungen hinsichtlich Lebenserwartung und Lebensqualität. Eine transplantierte Niere »hält« im Mittel 12 bis 15 Jahre.

Die Nierentransplantation ist längst zu einem Routineeingriff geworden. Die Zahl der Operationen pro Jahr ist in Deutschland seit 1977 (277 Patienten) bis 2006 (2 776 Patienten) kontinuierlich angestiegen. Dabei wächst aber auch ständig die Anzahl der Patienten auf der Warteliste; Ende 2006 betrug sie 8 473. Insgesamt sind bis heute etwa 50 000 Nierentransplantationen durchgeführt worden. In Deutschland befinden sich 23 724 Patienten (Stand 12/2005) in der Nachsorge nach Nierentransplantation.

Transplantiert werden können nur Organe von Menschen, da das menschliche Abwehrsystem Organe von anderen Lebewesen sofort angreift und zerstört (Abstoßung). Die meisten transplantierten Nieren stammen von hirntoten Spendern. Doch der Anteil von Lebendspenden hat in den letzten Jahren deutlich zugenommen. Der Anteil an der Gesamtzahl der Nierentransplantationen betrug 1993 noch 3 %, 2006 bereits 20 %. Mit dem seit 1.12.1997 gültigen Transplantationsgesetz ist die gesetzliche Grundlage zur Übertragung von Leichenorganen sowie Organen von Lebendspendern gegeben.

Ob Sie für eine Transplantation infrage kommen, wird Ihr Arzt schon vor dem Beginn der Dialyse mit Ihnen diskutieren. Denn je länger die Dialyse dauert, desto schlechter werden auch die Aussichten einer späteren Transplantation und umso schlechter und kürzer ist die Langzeitfunktion von transplantierten Nieren.

Nicht alle Patienten sind für eine Transplantation geeignet. Viele Einschränkungen sind jedoch in den letzten Jahren weggefallen. Alter und Begleiterkrankungen sind heute kaum mehr ein Hindernis. Insgesamt gibt es derzeit nur wenige Situationen, bei denen eine Transplantation nicht möglich ist, sogenannte Kontraindikationen. Dazu gehören insbesondere chronische Infektionen und Tumorerkrankungen.

Für Typ-1-Diabetiker stellt die kombinierte Nieren- und Bauchspeicheldrüsentransplantation das optimale Behandlungsverfahren dar. Überleben und Lebensqualität sind noch besser als bei der alleinigen Nierentransplantation. Da die Zuckerkrankheit mit der neuen Bauchspeicheldrüse praktisch geheilt ist, bilden sich auch Nervenstörungen zurück und die oft eingeschränkte Herzfunktion bessert sich. Weltweit sind heute über 10 000 Patienten diesem Verfahren zugeführt worden. Da Typ-1-Diabetiker mit einem fortgeschrittenen Nierenversagen an der Dialyse schlechtere Überlebensaussichten haben als nichtdiabetische Patienten, bemüht man sich heute darum, gleich primär eine kombinierte Transplantation von Niere und Bauchspeicheldrüse vorzunehmen und mit der Dialyse erst gar nicht zu beginnen.

In jedem Fall ist vor einer Nierentransplantation eine sorgfältige Risikoabwägung erforderlich.

Untersuchungsprogramm für die Aufnahme auf die Warteliste zur Nierentransplantation

Vor der Aufnahme auf die Warteliste zur Nierentransplantation müssen bestimmte Bedingungen erfüllt sein. Vor allem geht es darum, medizinische und immunologische Risiken des potenziellen Empfängers zu erfassen. Zu den medizinischen Risiken gehören kardiovaskuläre Erkrankungen, Diabetes, Gefäßerkrankungen, Lebererkrankungen, Infektionen, starkes Übergewicht oder Untergewicht, höheres Alter, Gerinnungsstörungen, hämatologische Erkrankungen und Tumorerkankungen.

Warum müssen Sie ein so umfangreiches Untersuchungsprogramm absolvieren?

Kardiovaskuläre Erkrankungen sind der häufigste Grund, wenn Menschen mit funktionierendem Transplantat versterben. Deshalb wird Ihr Herz-Kreislauf- und Gefäßsystem vor Aufnahme auf die Warteliste eingehend untersucht: EKG, Röntgen der Lunge und Echokardiografie. Wenn es dabei Auffälligkeiten gibt, werden weitere Untersuchungen durchgeführt. Diabetiker müssen einen Herzkatheter bekommen, korrigierbare Erkrankungen müssen vor Aufnahme auf die Warteliste behandelt werden.

Übergewicht: die meisten Transplantationszentren fordern einen Body-Mass-Index (BMI) vom max. 33–36 kg/m^2.

Tumoren: Transplantierte Patienten erkranken häufiger an Tumoren als Dialysepatienten. Ein Grund dafür ist die immunsuppressive Behandlung.

Bei überstandenen oder operierten Tumorerkrankungen muss vor Aufnahme auf die aktive Warteliste eine unterschiedlich lange Beobachtungszeit eingehalten werden.

Diabetes: Für Typ-1-Diabetiker ist zu prüfen, ob sie geeignet sind für eine kombinierte Bauchspeicheldrüsen(Pankreas)-Nieren-Transplantation. Eine gute Blutzuckereinstellung ist zwingend erforderlich. Jährliche Kontrollen sind notwendig, um erneute Komplikationen zu erkennen.

Alter: Es gibt keine spezifische Altersbegrenzung mehr nach oben. Ältere Spender und Empfänger werden im Old-for-old-Programm zusammengeführt.

Mit einer erhöhten Neigung zu Abstoßungsreaktionen muss gerechnet werden bei:

- Schwangerschaft;
- frühere Transplantationen;
- Bluttransfusionen.

Kontraindikationen zur Aufnahme auf die Warteliste:

- kürzlich aufgetretene oder bereits streuende Tumorleiden;
- aktive Infektionen;
- hohe Wahrscheinlichkeit dafür, dass Medikamente nicht zuverlässig eingenommen werden;
- seelische Erkrankungen, die eine mangelnde Mitarbeit erwarten lassen;
- beschränkte Rehabilitationsfähigkeit;
- wiederauftretende Erkrankungen, Drogenabusus.

Jeder Patient auf der Warteliste zur Nierentransplantation muss regelmäßig untersucht werden, um seine Eignung für die Transplantation zu prüfen.

Was Sie von der Dialyse wissen sollten

Gefäßzugang für die Hämodialyse

Für die Hämodialyse muss die »künstliche Niere« einfach und beliebig wiederholbar an das Blutgefäßsystem des Patienten angeschlossen werden können. Dafür braucht man geeignete Zugänge bzw. Anschlüsse an das Gefäßsystem. Die Dialyse kann nur erfolgreich sein, wenn ein ausreichender Blutfluss außerhalb des Körpers (extrakorporaler Kreislauf) von mindestens 300 ml/min. hergestellt wird. Dies ist zu erreichen, indem eine Arterie operativ mit einer Vene verbunden wird (als Kurzschluss – englisch »shunt« – oder arteriovenöse Fistel – AV-Fistel – bezeichnet) oder ein Katheter in ein großes Blutgefäß eingelegt wird.

Man unterscheidet zwischen vorübergehenden und ständigen Gefäßzugängen.

Vorübergehender Gefäßzugang

Für einen vorübergehenden Gefäßzugang werden heute Einzel- oder Doppellumenkatheter aus Kunststoff mit großem Innendurchmesser (3 bis 4 mm) verwendet, die entweder in die Beinvene oder eine Halsvene eingeführt werden. Meist laufen die Katheter nach der Einstichstelle ein Stück unter der Haut (**getunnelte Katheter**). Es gibt auch ungetunnelte Katheter (kurzer Weg vom Hauteinstich bis in das Gefäß). Die Austrittsstelle aus dem Körper ist in der Regel steril verbunden. Beim Auftreten einer Entzündung (Rötung um die Eintrittsstelle) oder erhöhter Körpertemperatur ist der Katheter sofort zu entfernen. Zwischen den Dialysen wird der Katheter für 48 Stunden mit Heparin oder Citrat gefüllt, damit sich keine Blutgerinnsel bilden.

Diese Katheter kommen in folgenden Situationen zum Einsatz:

- bei Patienten mit akutem Nierenversagen (plötzlicher, in der Regel rückbildungsfähiger Zusammenbruch der Nierenfunktion);
- wenn bei einem chronischen Nierenversagen sofort dialysiert werden muss und ein anderer Gefäßzugang nicht vorhanden ist oder noch nicht

benutzt werden kann (z.B. erst kurzzeitig angelegte Fistel);

- wenn ein Verschluss des »ständigen Gefäßzugangs« eingetreten ist.

Ständiger Gefäßzugang

Für einen ständigen Gefäßzugang wird eine AV-Fistel angelegt. Dazu werden entweder körpereigene Gefäße (native AV-Fistel) oder eine Gefäßprothese (Prothesen-Shunt) verwendet.

Arteriovenöse Fistel

Am gebräuchlichsten ist die operative Verbindung zwischen Arterie und Vene unter der Haut am Unterarm. Das arterielle Blut fließt dann mit hohem Druck – anstatt wie im Normalkreislauf mit niedrigem Druck – durch die Vene. Die Vene wird sozusagen »arterialisiert«. Sie erweitert sich und entwickelt durch den ungewohnt hohen Druck eine kräftige Muskelschicht. Der Blutfluss in dieser arterialisierten Vene nimmt deutlich zu. Außerdem tritt die Vene beim Anlegen einer Staubinde deutlich hervor und kann, da sie oberflächlich liegt, mit großvolumigen Nadeln dann jahrelang gut punktiert werden (Abb. 19).

Der Umbauprozess zu einem Gefäß mit starker Muskelschicht dauert einige Wochen. Daher sollte eine native Fistel nicht gleich nach der Anlage benutzt werden. In Europa wird empfohlen, die Fistel mindestens ein bis zwei Monate vor dem erwarteten Dialysebeginn anzulegen. Wichtig ist, dass die Venen an beiden Armen bereits Monate zuvor zu schonen sind, da bei einem Patienten im Laufe des Lebens oft mehrere Shunt-Anlagen nötig werden. Auch Sie selbst sollten in dieser Zeit darauf achten, dass bei Blutentnahmen die Venen des Handrückens benutzt werden. Sie können ihre Venen in dieser

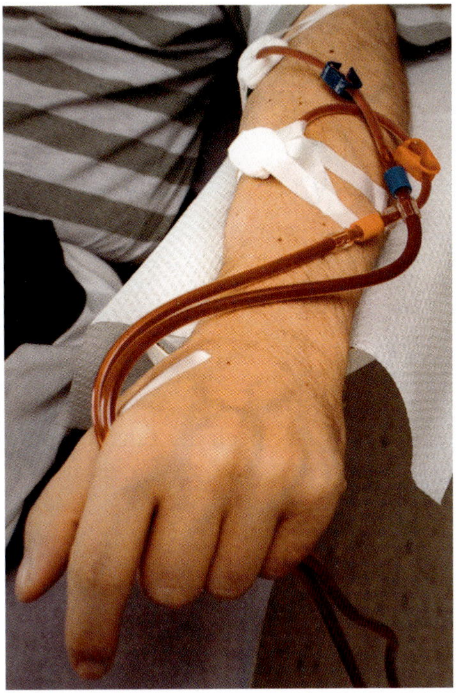

▲ Abb. 19: Darstellung einer Dialysefistel.

Zeit auch selbst trainieren. Durch ein Hantel- oder Faustschlusstraining unter leichter Stauung durch eine Oberarmbinde lässt sich der Durchmesser der Arterien und Venen vergrößern.

Prothesen-Shunt

Sind keine geeigneten oberflächlichen Venen vorhanden, kann eine Kunststoffprothese eingesetzt werden. Auch Prothesen-Shunts werden üblicherweise im Bereich des Unterarmes angelegt – entweder gerade oder als Schleife. Falls notwendig, kann auch auf den Oberarm oder den Oberschenkel ausgewichen werden. Erst nach etwa vier Wochen ist die Prothese mit der Umgebung verwachsen und somit fähig, sich nach der Punktion schnell »selbst abzudichten«. Prothesen-Shunts sollten erst 3 bis 6 Wochen nach der Anlage punktiert werden.

ACHTUNG

Nach Anlage einer Fistel oder eines Prothesen-Shunts ist zu beachten:

- Hochlagerung und Ruhigstellung des Armes (oder Beines);
- gut sitzender Verband (nicht zu straff!);
- Schmerzmittelgabe;
- Vermeidung eines Blutdruckabfalls (Blutdruck regelmäßig messen!);
- Kontrolle der Durchgängigkeit mit dem Stethoskop oder durch Abtasten;
- erste Stauversuche der Fistel mehrmals täglich, am ersten Tag nach der Operation beginnend, nicht über 60–80 mmHg stauen (Blutdruckmanschette!);
- Entfernung der Fäden nach 10 bis 12 Tagen;
- erste Punktion der Fistel nach frühestens 2 Wochen, der Prothese nach frühestens 3 Wochen.

Ständiger Gefäßzugang über Katheter

Eine zunehmende Anzahl vorwiegend älterer, herz- und zuckerkranker Patienten hat so schlechte Gefäßverhältnisse, dass keine Fistel angelegt werden kann. In solchen Fällen besteht die Möglichkeit, alternativ einen ständigen Gefäßzugang zu schaffen, der über Monate, oft Jahre benutzt werden kann.

Zwei Varianten stehen zur Verfügung:

1. **Vorhofkatheter:** Katheter mit »Cuff« (Muffe) und einem langen Tunnel, der direkt unter der Haut liegt. Die Spitze des Katheters wird im Vorhof des rechten Herzens platziert. Unterhalb des rechten Schlüsselbeins tritt der Katheter wieder aus.
2. **Port-System:** Ein vollständig unter der Haut (subkutan) gelegenes Zugangssystem ohne Komponenten außerhalb des Körpers. Damit soll die Infektionsgefahr reduziert werden.

Shunt-Komplikationen

Der Shunt ist im wahrsten Sinne des Wortes Ihre Lebensader. Sie sollten ihn deshalb wie ein »rohes Ei« behandeln und die unter »Shunt-Pflege« aufgeführten Maßnahmen in Ihrem eigenen Interesse sehr ernst nehmen. Um eine Shunt-Komplikation frühzeitig zu erkennen, müssen Sie mit großer Aufmerksamkeit auf folgende Dinge achten:

- Befühlen Sie den Shunt! Ein »Schwirren« muss fühlbar sein.
- Beobachten Sie den Shunt! Rötung, Schwellung, Schmerzen oder »Eiterpickel« sind Alarmsignale.
- Pflegen Sie den Shunt! Tägliches Waschen oder Duschen und gründliche Desinfektion vor der Punktion sind unbedingt erforderlich.

Der Arzt kann durch eine sorgfältige klinische Untersuchung und mittels Ultraschall zu jedem Zeitpunkt nach Shunt-Anlage die Funktionstüchtigkeit beurteilen. Die nachfolgend aufgeführten Shunt-Komplikationen sind auch bei ordnungsgemäßer Sterilisations- und Punktionstechnik nicht immer vermeidbar. Durch Ihre aktive Mitarbeit können aber einige Komplikationen verhindert, andere rechtzeitig erkannt werden.

INFO

Shunt-Komplikationen:

- Shunt-Verschluss;
- Shunt-Blutung;
- Shunt-Aneurysma;
- Shunt-Infektion;
- Steal-Syndrom (Zustand der »kalten Hand«);
- Rezirkulation.

Shunt-Verschluss: Die Hauptursache ist eine Blutgerinnselbildung (Thrombose). Thrombosen sind meist an der Verbindungsstelle zwischen Arterie und Vene (Anastomose) zu finden und entstehen aufgrund einer Einengung (Stenose) oder lokalen Entzündung (Infektion). Die Gefahr einer Thrombose besteht auch, wenn sich der Blutfluss durch die Fistel infolge eines Blutdruckabfalls verlangsamt.

Ein Shunt mit Thrombose schmerzt spontan und beim Abtasten, die Shunt-Vene ist verhärtet.

ACHTUNG

Sie fühlen das »Schwirren« über dem Shunt nicht mehr. Bitte informieren Sie umgehend Ihren Dialysearzt! Nur in den ersten Stunden kann der Shunt wiedereröffnet werden.

Shunt-Blutung: In der Regel tritt 10 bis 15 Minuten nach einer sorgfältigen Kompression kein Blut an der Einstichstelle mehr aus. Lang dauernde Blutungen aus dem Stichkanal sind dennoch möglich, wenn

- zu viel Heparin verabreicht wurde;

- die Wand des Shunt-Gefäßes infolge zu häufiger Punktionen an gleicher Stelle an Elastizität verloren hat;
- der Stichkanal durch häufige Manipulation an der Nadel während der Dialyse ausgeweitet wurde;
- der Shunt entzündet ist;
- eine zentrale Einengung der Vene (Stenose) mit erhöhtem Venendruck vorliegt.

Shunt-Aneurysma: Ein Aneurysma ist eine sackförmige Erweiterung eines Blutgefäßes. Die Hauptursache dafür ist ein zu häufiges Punktieren einer Shunt-Vene an gleicher Stelle (Wandschwäche). Ein Aneurysma kann aber auch unmittelbar an der Verbindungsstelle der Vene mit der Arterie auftreten, da hier die Venenwand durch Wirbelbildungen des Blutstromes stark beansprucht wird. In dieser sackförmigen Erweiterung kann infolge der Verlangsamung des Blutstromes ein Blutgerinnsel (Thrombose) entstehen. Wenn dieses in die arterielle Blutbahn gelangt, spricht man von einer Embolie. Plötzliche und lebensgefährliche Blutungen können auftreten, wenn ein Aneurysma zerreißt.

MASSNAHMEN

- Komprimieren Sie die Blutungsstelle und verlieren Sie dabei nicht die Geduld. Nicht zu häufig schauen!
- Steht die Blutung, müssen Sie einen gut sitzenden Verband mit einer elastischen Binde anlegen.
- Komprimieren Sie nie oberhalb der Fistel, da die Blutung sonst noch zunehmen kann.
- Notfalls kann der Arzt ein Heparingegenmittel in eine periphere Vene verabreichen.

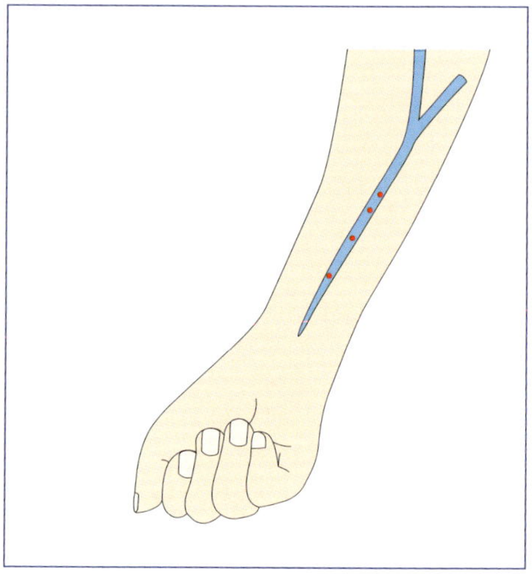
▲ Abb. 20: Strickleiterpunktion.

Der Entstehung eines Shunt-Aneurysmas kann durch ständiges Wechseln der Punktionsstelle (»Strickleiterpunktion«) vorgebeugt werden (Abb. 20).

Shunt-Infektion: Bei nativen Fisteln sind Infektionen sehr selten. Sie deuten sich durch Überwärmung der Haut, lokales Spannungsgefühl, kleine »Eiterpickel«, leichte Rötung, Schwellung, Druckempfindlichkeit, eventuell Austritt von Blut und Wundsekret aus dem Stichkanal an. Meist treten sie im Bereich der Punktionsstelle auf, wenn nicht hygienisch einwandfrei gearbeitet wurde. Sie können aber auch bei makelloser Sterilisations- und Punktionstechnik entstehen, sind also nicht immer vermeidbar.

Shunt-Infektionen stellen immer eine sehr ernst zu nehmende Komplikation dar, weil sie eine Quelle für die Ausstreuung von Bakterien in den Körper sind. Bei Kunststofffisteln (Prothesen-Shunts) besteht eine erhöhte Infektionsgefahr. Daher ist bei der Punktion auf besonders aseptische (sterile) Bedingungen zu achten.

MASSNAHMEN

- Ruhig stellen des Armes;
- sofortiger Einsatz von Antibiotika;
- keine Punktionen im Bereich einer Infektion;
- gegebenenfalls chirurgische Maßnahmen bis hin zur Shunt-Entfernung (eine infizierter Prothesen-Shunt muss meist entfernt werden).

Zustand der »kalten Hand«: Im medizinischen Sprachgebrauch spricht man vom Steal-Phänomen (to steal = stehlen). Wird durch große Shunts zu viel Blut abgezweigt, wird die Peripherie nicht ausreichend versorgt. Die Durchblutung der Hand kann dadurch so eingeschränkt sein, dass Sie Schmerzen bekommen, besonders während der Hämodialyse, bei Anstrengung oder Kälteeinwirkung. Gefährdet sind vor allem Patienten, deren Durchblutung infolge einer Gefäßverkalkung (Arteriosklerose) bereits vor Anlage der Dialysefistel gestört war. Ein Steal-Phänomen erschwert die Behandlung ungemein oder macht sie sogar unmöglich. Gelegentlich muss eine Fistel sogar wieder verschlossen und ein anderer Gefäßzugang geschaffen werden.

Rezirkulation

Üblicherweise werden für die Hämodialyse zwei Gefäßzugänge verwendet. Das Blut wird über die »arterielle« Nadel (Sauger) entnommen und über die »venöse« Nadel (Rückfluss) zurückgeführt. Die Rückflussnadel muss herznäher als die Saugernadel gesetzt werden. Bei schlechten venösen Abflussverhältnissen kann es vorkommen, dass das venöse, bei der Hämodialyse zurückgeführte und gereinigte Blut über die »arterielle Nadel« wieder angesaugt wird. Damit gerät es erneut in die künstliche Niere außerhalb des Körpers, anstatt in den Körper abzufließen. Es wird dann bei gleichzeitiger unzureichender arterieller Blutversorgung der Fistel ein hoher Blutfluss vorgetäuscht.

Eine geringgradige Rezirkulation wird häufig nicht bemerkt. Ein höheres Rezirkulationsvolumen kann man daran erkennen, dass zu Beginn der Dialyse die noch in der venösen Blutleitung befindliche Kochsalzlösung nach Anschalten der Blutpumpe in der »arteriellen Blutleitung« erscheint, das arterielle Blut also verdünnt ist (hellrot).

Unabhängig von arteriellen oder venösen Gefäßproblemen ist eine Rezirkulation umso größer, je enger der Abstand der Punktionsstellen ist. Deshalb ist es wichtig, auf weit auseinanderliegende Punktionsstellen zu achten.

Eine Rezirkulation beeinträchtigt den Dialyseerfolg erheblich. An dieses Problem muss gedacht werden, wenn trotz ausreichender Dialysezeit vor allem die Werte von Harnstoff und Kalium im Blut sehr hoch bleiben, obwohl keine diätetischen Fehler gemacht wurden.

Shunt-Pflege

Damit der Shunt lange benutzbar bleibt und die o.g. Komplikationen vermieden werden, müssen Sie als Patient und das

INFO

Außerdem sollten Sie Folgendes wissen:

- Den Shunt-Arm müssen Sie täglich mit Wasser und Seife reinigen.
- Nicht nur Gefäßpunktionen, auch Blutdruckmessungen müssen am Shunt-Arm unterbleiben.
- Die Punktionsstelle muss bei der arteriovenösen Fistel häufig gewechselt werden (»Strickleitermethode«). Das bedeutet: Die gesamte Länge der Shunt-Vene wird gleichmäßig für Punktionen genutzt; bei jeder Dialyse rückt man einen Millimeter weiter und beginnt zum Schluss wieder von vorn. Dadurch treten die o. g. Komplikationen wie Stenosen und Aneurysmen seltener auf.
- Nach der Punktion muss die optimale Lage der Kanüle im Gefäß durch Drehen, Schrägstellen, Unterlegen von Tupfern usw. ermittelt und die Kanüle sicher fixiert werden. Die Einstichstelle der Kanüle in den Körper muss mit einem sterilen Tupfer abgedeckt werden.
- Den Shunt-Arm können Sie bei täglichen Verrichtungen nahezu uneingeschränkt benutzen. Tätigkeiten mit erhöhter Verletzungsgefahr und schweres Heben sollten Sie jedoch vermeiden.
- Duschen, Baden und Schwimmen sind in der Regel erlaubt, wenn die Einstichstelle nicht mehr blutet, nicht nässt und von einer trockenen Kruste überzogen ist.
- Am Shunt-Arm sollten Sie keine Armbanduhr tragen.
- Sie sollten niemals die Arme verschränken, um die Fistel nicht abzudrücken.
- Fühlen sie den Shunt mehrmals täglich ab, um das »Schwirren« zu registrieren.
- Teilen Sie Besonderheiten wie Hautrötung, Verhärtung, Bluterguss oder Schmerzen umgehend dem Dialyseteam mit.
- Der Arzt kann den Zustand des Shunts mittels Duplexsonografie kontrollieren.

medizinische Personal einige Dinge beachten.

Bereits vor chirurgischer Shunt-Anlage darf an dem Arm, der für den Shunt vorgesehen ist, keine Venenpunktion mehr vorgenommen werden. Die Erstanlage sollte am nicht dominanten Arm erfolgen.

Zwar bildet die Haut eine Schutzbarriere gegen Infektionen der Fistel, diese Barriere wird jedoch bei jeder Punktion durchbrochen. Deshalb gilt: »erst reinigen, dann desinfizieren!«, steriles Einwegmaterial, sichere Punktionen, Vermeidung von Fehlpunktionen (Bluterguss!), optimale Gerinnungshemmung und richtige Kompression (punktförmig, nicht zu stark).

Gerinnungshemmung (Antikoagulation)

Bei extrakorporalen (außerhalb des Körpers) Dialyseverfahren kommt das Blut in Kontakt mit den künstlichen Oberflächen des Schlauchsystems und des Dialysators. Das führt zu einer Aktivierung des Gerinnungssystems mit schneller Blutgerinnung und Vestopfung von Schlauchsystem und Dialysator. Eine ausreichende Gerinnungshemmung ist deshalb eine Grundvoraussetzung, um die Dialyse überhaupt durchführen zu können.

Was ist Heparin

In der Regel wird die Blutgerinnung mit Heparin gehemmt (im Dialyse-Jargon »Heparinisierung«). Das Heparinmolekül ist ein Mehrfachzucker mit einem Molekulargewicht von zirka 17 000 Dalton (D) und damit nicht dialysierbar. Das bedeutet, es kann die Dialysemembran nicht passieren

Wie und in welcher Dosierung soll Heparin verabreicht werden?

Die während einer Dialyse notwendige Menge an Heparin (angegeben in Internationalen Einheiten, I. E.) muss für jeden Patienten ausgetestet und individuell in Abhängigkeit von klinischen Befunden (z. B. Blutungsneigung) und regelmäßigen Laborkontrollen festgelegt werden. Der ermittelte individuelle Heparinbedarf des einzelnen Patienten ist relativ konstant. Deswegen muss keineswegs bei jeder Dialysebehandlung eine Gerinnungskontrolle

Was Sie wissen sollten

erfolgen. Dies ist nur bei klinischen Besonderheiten erforderlich (z. B. Blutungen während oder verstärkte Blutungen nach Beendigung der Dialyse oder wiederholtes Verstopfen des gesamten Systems bei der üblichen Heparindosierung).

Während noch vor einigen Jahren 10 000 bis 15 000 I. E. Heparin pro Dialysesitzung gegeben wurden, liegen heute die durchschnittlichen Dosierungen nur noch zwischen 4 000 und 6 000 I. E. pro Dialyse – auch bedingt durch die besseren Kunststoffmaterialien der Dialysatoren.

Die für die Dialyse erforderliche Gesamtmenge von Heparin (im Allgemeinen zwischen 5 bis 10 I. E. pro kg Körpergewicht) sollte zu ⅓ am Anfang und zu ⅔ kontinuierlich über eine Pumpe bis ca. 30 Minuten vor Dialyseende verabreicht werden.

Beim Einsatz von Heparin gilt der Grundsatz: »So wenig wie möglich, so viel wie nötig«. Denn Heparin hat auch eine Reihe von Nebenwirkungen, über die Sie informiert sein sollten.

Welche Nebenwirkungen kann Heparin haben?

Lokale oder generalisierte allergische Reaktionen, Juckreiz, Haarausfall, Hautveränderungen, verstärkte Übersäuerung des Blutes, Erhöhung der Fettwerte, Abfall der Zahl der Blutplättchen, Verstärkung einer Osteoporose und Blutdruckabfälle können unter einer Heparintherapie auftreten.

Da Heparin die Blutgerinnung hemmt, dürfen während und einige Stunden nach der Dialyse keine intramuskulären Injektionen oder Eingriffe mit Blutungsfolge (z. B. Punktionen großer Gefäße, Entnahme von Gewebeproben, Zahnentfernungen) vorgenommen werden.

Begleitmedikamente und Heparinwirkung

Grundsätzlich sollten sie nie eigenmächtig, das heißt ohne Verordnung durch den Arzt, irgendwelche Medikamente einnehmen. Denn manche Arzneien verstärken die Wirkung von Heparin, andere schwächen sie ab.

ACHTUNG

Begleitmedikamente können die Heparinwirkung verändern.

- Wirkungsverstärkung mit erhöhtem Blutungsrisiko:
  - Schmerzmittel (Aspirin, »Rheumamittel« u. a.), erhöhter Alkoholkonsum;
- Wirkungsverlust mit Gerinnungsgefahr:
  - Antibiotika, Vitamin-C-Präparate, juckreizhemmende Substanzen, Herzmedikamente, Rauchen.

Alternativen und Ausnahmen

Durch Spaltung des Heparins entsteht niedermolekulares Heparin mit einem Molekulargewicht von etwa 4000–6000 Dalton (D). In Deutschland sind derzeit vier **niedermolekulare Heparin-Präparate** (Fragmin®, Clexane®, Fraxiparin®, Innohep®) für die Dialysebehandlung zugelassen. Doch sie kommen nur in Ausnahmefällen (z. B. bei erhöhten Fettwerten im Blut) zum Einsatz. Bei Langzeitanwendung von Heparin entwickelt sich bei bis zu 20% der Dialysepatienten eine durch ***H**eparin **i**nduzierte* **(bedingte)** ***T**hrombozytenfunktionsstörung* **(HIT II)**. Dabei kommt es durch Bildung von Antikörpern zu einem Abfall der Blutplättchenanzahl und gleichzeitig zu einer Gerinnungsaktivierung mit der Folge von Thrombosen. Vor allem bei Dialysepatienten mit wiederholten Shunt-Verschlüssen muss an diese Komplikation gedacht werden.

Von einer HIT II betroffene Patienten dürfen kein Heparin mehr erhalten. Alternativ kommen folgende Medikamente zum Einsatz: Orgaran®, Refludan® und Argatroban®.

Wenige Patienten brauchen aus anderen medizinischen Gründen, z. B. wegen Vorhofflimmern (unregelmäßer Herzschlag), eine kontinuierliche Hemmung der Blutgerinnung mit sogenannten **Cumarin-Präparaten (Vitamin-K-Antagonisten)**. Solche Patienten kommen mit minimalen Heparindosen zu Beginn der Dialyse aus.

Herstellung der Dialysierflüssigkeit

Um eine ausreichende Entgiftung während der Hämodialyse zu erreichen, sollte der Blutfluss, wie bereits erläutert, möglichst 300 ml pro Minute betragen. Auf der Gegenseite der Dialysemembran fließt die Dialysierflüssigkeit (DF) mit einer Geschwindigkeit von ca. 500 ml pro Minute. Hochgerechnet bedeutet das: Pro Stunde werden 30 Liter, bei einer fünfstündigen Dialyse 150 Liter, pro Woche 450 Liter, pro Monat 1800 Liter und pro Jahr ca. 22000 Liter Dialysierflüssigkeit pro Patient benötigt. Die Dialysierflüssigkeit steht, nur getrennt durch die Dialysemembran, mit dem Blut in unmittelbarem Kontakt. Eine exakte Aufbereitung des Wassers mittels Umkehrosmose zu sterilem Reinwasser (Permeat) ist deshalb notwendig, damit keine Verunreinigungen ins Blut gelangen können.

Dem aufbereiteten Reinwasser müssen nun Elektrolyte, gegebenenfalls Glukose, in einem festgelegten Verhältnis beigefügt werden. Dies geschieht heute direkt an den Dialysegeräten mittels Mischpumpen. So kann die Zusammensetzung der Dialysierflüssigkeit bei jedem Patienten seinen Blutverhältnissen angepasst werden.

Um sowohl Wärmeverluste als auch eine Überwärmung des Körpers während der Dialyse zu vermeiden, ist es wichtig, dass die Temperatur der Dialysierflüssigkeit exakt eingestellt wird. Bei der Erwärmung der Dialysierflüssigkeit werden aber gelöste Gase frei. Da sich die Gasbläschen auf der Dialysemembran niederschlagen können und auf diese Weise die Austauschfläche und damit die Leistung der Dialyse vermindern, erfolgt im Dialysegerät auch eine Entgasung der Dialysierflüssigkeit.

INFO

Abschließend ein Beispiel einer »typischen« Zusammensetzung der Dialysierflüssigkeit:

- Natrium 135–140 mmol/l;
- Kalium 2 mmol/l;
- Kalzium 1,5 mmol/l;
- Magnesium 0,5 mmol/l;
- Chlorid 103 mmol/l;
- Bikarbonat 33 mmol/l;
- Azetat 2 mmol/l.

Dialysevorgang

Vorbereitung zur Dialyse

Ihr Wohlbefinden während der Dialyse ist das oberste Gebot. Sie sollen sich in einer ruhigen und sauberen Atmosphäre ohne Hektik, Hast und Zeitdruck aufhalten! In den 4 bis 6 Stunden der Entgiftung können Sie nicht nur auf die medizinische Betreuung in hoher Qualität vertrauen, sondern auch eine Reihe von Annehmlichkeiten (Fernsehen, Radio, Nahrung, Lektüre, freundliche Gespräche mit Nachbarn, dem Pflegepersonal, evtl. Familienmitgliedern) genießen und einen Teil der Zeit »sinnvoll« verbringen.

In unserem Zentrum stehen den Patienten CD-Player (Musik, Hörbücher), Zugang zum Internet, ein Laptop mit computergestützten Lern- und Informationssystemen für die verschiedenen Formen der Nierenersatztherapie sowie zu Themen wie Bluthochdruck, Fettstoffwechselstörungen, richtiger Ernährung und eine kleine Bibliothek zur Verfügung.

- **Bestimmung des optimalen Körpergewichtes:** Als Dialysepatient müssen Sie ein optimales Körpergewicht erreichen. Dabei werden noch immer die Begriffe Sollgewicht und Trockengewicht gleichermaßen benutzt, bedeuten aber nicht das Gleiche. Ein Überschuss von Wasser und Salz wird durch sogenannte Ultrafiltration aus dem Körper entfernt. Parallel dazu sinkt in der Regel der Blutdruck bis in den Normbereich. Das meistgeübte Verfahren ist die schrittweise Verminderung des Gewichtes um 0,5 bis 1 kg in 1 bis 2 Wochen Abstand, bis der Blutdruck normal ist und Zeichen der Flüssigkeitseinlagerung (Ödeme, Atemnot) verschwunden sind. So wird das Körpergewicht nach mehreren Dialysen gesenkt. Beschwerden wie Muskelkrämpfe, schneller Pulsschlag und rascher Blutdruckabfall deuten aber auf eine zu starke »Entwässerung« oder »Austrocknung« hin. Das sogenannte »Trockengewicht« ist erreicht. Maßgebend ist aber, dass Sie sich als Patient am Ende der Dialyse wohl fühlen. Das ist in der Regel der Fall, wenn das Gewicht 500 bis 1 000 g über dem »Trockengewicht« liegt. Man spricht dann vom Sollgewicht.

Unter Sollgewicht versteht man das am Ende der Dialyse zu erreichende Gewicht, bei dem der Patient normalen Blutdruck hat, keine Zeichen einer Wassereinlagerung zeigt und sich wohl fühlt (keine Muskelkrämpfe und keinen schnellen Herzschlag).

Natürlich unterliegt das Sollgewicht auch gewissen Schwankungen, die von der körperlichen Aktivität, der Nahrungsaufnahme, zusätzlichen Flüssigkeitsverlusten (starkes Schwitzen über die Haut im Sommer, Durchfallerkrankungen u. a.) abhängig sind. Diese Situationen muss der Arzt erkennen und das Sollgewicht entsprechend korrigieren.

Nur durch regelmäßiges Wiegen vor und nach der Hämodialyse ist, insbesondere bei Patienten mit fehlender Urinausscheidung, eine exakte Bilanzierung des Wasserhaushaltes möglich. Ältere, geh- und sehbehinderte sowie unzuverlässige Patienten werden vom Dialysepersonal gewogen. Sind sie gehfähig und gut beweglich, sind Sie selbst für das Wiegen verantwortlich.

Bedenken Sie: Jeder Fehler in der exakten Gewichtsangabe ist ein »Eigentor«! Geben Sie das tatsächliche Gewicht zu niedrig an, dann kann das Sollgewicht durch die berechnete Ultrafiltration nicht erreicht werden, und Sie verlassen die Dialyse mit zu viel Wasser im Körper (Folgen: Belastung des Herzens, Luftnot). Geben Sie dagegen das Gewicht zu hoch an, wird die Ultrafiltration zu intensiv berechnet, und sie verlassen die Dialyse zu »trocken« (Folgen: häufige Blutdruckabfälle).

ACHTUNG

- Beim Wiegen sollten Sie immer etwa gleich bekleidet sein.
- Achten Sie auf Zeichen der Überwässerung: Schwellungen an Knöcheln, Unterschenkeln und im Gesicht (bei Bettlägerigkeit in der Gegend des Gesäßes) sowie Atembeschwerden. Warten Sie nicht, bis der Arzt diese Veränderung feststellt, sondern weisen Sie ihn selbst darauf hin!
- Ohne Blutdruck- und Pulsmessung kein Dialysebeginn! Extreme Schwankungen im Blutdruck oder bisher nicht bekannte Unregelmäßigkeiten des Pulses muss die Dialyseschwester dem Arzt mitteilen.
- Achten Sie auf Bequemlichkeit: Sie sollten zur Dialyse möglichst lockere Kleidung tragen. Einschnürungen, vor allem am Fistelarm, sind unbedingt zu vermeiden!

Anschluss an die künstliche Niere

Nachdem die Maschine vorbereitet ist, wird die Punktion des Shunts in der Regel von erfahrenen Dialyseschwestern und -pflegern, bei schwierigen Gefäßverhältnissen auch vom Dialysearzt vorgenommen. Der Shunt kann natürlich auch von Ihnen selbst, bei Heimdialyse auch von Ihrem Dialysepartner, punktiert werden. Nach Säubern und sorgfältiger Desinfektion der Haut (3 x) wird zuerst die arterielle Nadel (»Sauger«) zur Entnahme des Blutes gesetzt. Die venöse Nadel (»Rückfluss«) zur Rückgabe des

Blutes sollte soweit wie möglich von der ersten Punktionsstelle entfernt gestochen werden, um eine optimale Dialyse zu ermöglichen (Rezirkulation, s. S. 49). Die venöse Nadel liegt immer näher am Herzen und zeigt zum Herzen hin.

Wenn immer an der gleichen Stelle punktiert wird, haben Sie zwar nach längerer Zeit kaum noch Schmerzen dabei, tun sich aber nichts Gutes, da Komplikationen (Gefäßaneurysma, Gefäßeinengungen, Infektionen) drohen. Soweit es die anatomischen Verhältnisse erlauben, werden bei jeder Dialyse neue Punktionsstellen gewählt (»Strickleiterprinzip«, siehe auch S. 48). Das gilt vor allem für Kunststoffprothesen.

Während der Punktion einer Fistel zeigt die geschliffene Spitze der Nadel nach unten, beim Prothesen-Shunt nach oben. So ist die Verletzungsgefahr und das Blutungsrisiko aus den Stichstellen gering.

Sobald beide Nadeln korrekt in den Gefäßen liegen und gut befestigt sind, werden beide Punktionsstellen mit einem sterilen Tupfer bedeckt. Die »Saugernadel« und »Rückflussnadel« werden mit dem zum Dialysator führenden Schlauchsystem verbunden, die Klemmen geöffnet und die Pumpe gestartet. Bei zunächst geringer Geschwindigkeit der Blutpumpe (100 bis 150 ml/min.) wird der Dialysator gefüllt.

Druckgefühl, Schmerzen oder Schwellung an der Rückflussstelle müssen Sie der Dialyseschwester sofort mitteilen. Die Blutpumpe ist umgehend zu stoppen, um bei einer Fehllage der Rückflussnadel ein Einbluten in das Gewebe und damit einen Bluterguss zu verhindern. Ist in wenigen Minuten kein neuer Gefäßzugang zu schaffen, muss das Dialysepersonal »Sauger« und »Rückfluss« kurzschließen, damit dieses Blut bei minimaler Pumpengeschwindigkeit zirkulieren kann und damit nicht gerinnt.

Einnadeldialyse (»Single-needle«-Dialyse): Bei Gefäßproblemen unterschiedlicher Art ist die Dialyse auch mit nur einer Nadel möglich, die abwechselnd als »Sauger« und »Rückfluss« dient. Die heutigen Dialysemaschinen besitzen die technischen Voraussetzungen für diese Dialyseart. Die Dialyseeffektivität ist aber deutlich schlechter.

Überwachung während der Dialyse

Patientenüberwachung

- Abweichungen von der Norm bei den Blutdruck- und Pulskontrollen sind umgehend dem Arzt mitzuteilen.
- Bei notwendigen Unterbrechungen der Dialyse (Toilette, evtl. Wiegen im Stehen) ist unbedingt auf langsames Aufstehen zu achten, um rasche Blutdruckabfälle oder Kollapszustände zu vermeiden.

Dialysevorgang

- Bei Drehen oder Abwinkeln des Shunt-Armes besteht die Gefahr des »Durchstechens« einer Nadel.
- Die Nahrungs- und Flüssigkeitsaufnahme des Patienten sind beim Sollgewicht zu beachten.
- Der Fistelarm sollte zur Sicherheit, um evtl. Blutungen sofort zu erkennen, nicht abgedeckt werden.

Apparateüberwachung

Folgende technische Werte an der Dialysemaschine bedürfen einer ständigen Überprüfung durch das Dialysepersonal. Wenn möglich, sollten auch Sie als Dialysepatient »Ihren Apparat« mit beobachten:

- Leitfähigkeit, Temperatur, Dialysatfluss;
- Luftdetektor, Einstellung des Blutspiegels im Luftfänger, arterieller und venöser Druck, Transmembrandruck (TMP), Ultrafiltrationsrate.

An der Maschine werden für die o.g. Parameter relativ enge Grenzwerte eingestellt. Geringste Abweichungen nach oben und unten werden vom Gerät erkannt und hörbar (Ton) oder sichtbar (Aufblinken) dem Dialysepersonal mitgeteilt. Das erhöht die Sicherheit der Behandlung.

Die Blutpumpe sollte bei allen Patienten auf eine Geschwindigkeit von mindestens 300 ml/min. eingestellt sein. Der Fluss der Dialysierflüssigkeit beträgt meist 500 ml/min. oder wird im »Autofluss« in Abhängigkeit vom Blutfluss von der Dialysemaschine automatisch eingestellt (s. Abschnitt »Dialysierflüssigkeit«).

Alle genannten Parameter sind am Anfang und im Verlauf der Dialyse sowie bei Abweichungen im Protokoll zu registrieren.

Wasserentzug (Ultrafiltration)

Ultrafiltration bedeutet den Entzug von Wasser und den darin enthaltenen Salzen aus dem Blut durch ein Druckgefälle zwischen Blutseite und Dialysatseite der Dialysemembran. Dies kann entweder durch Erhöhung des Druckes im Blut führenden System oder durch eine Verminderung (Sog) des Druckes im Dialysierflüssigkeit führenden System geschehen. Beide Werte addieren sich zu dem Transmembrandruck (TMP), der schließlich entsprechend den Eigenschaften der Dialysemembran den Grad der Ultrafiltration bestimmt.

Jede Ultrafiltration geht nicht nur mit einer Wasser-, sondern auch mit einer Salzverschiebung im Körper einher. Ein höherer Grad von Flüssigkeitsentzug wird erfahrungsgemäß besser verkraftet, wenn die Natriumkonzentration in der Dialysierflüssigkeit über 140 mmol/l liegt. Natriumkonzentrationen über 148 mmol/l sind nicht sinnvoll, weil dadurch das Durstgefühl steigt. Bei

Patienten mit medikamentös nicht beeinflussbaren hohen Blutdruckwerten kann umgekehrt eine Absenkung der Natriumkonzentration in der Dialysierflüssigkeit bis auf 135 mmol/l hilfreich sein.

Moderne Dialysegeräte sind mit einer automatischen Volumensteuerung ausgerüstet, die einen gleichmäßigen Flüssigkeitsentzug und damit eine bessere Verträglichkeit der Dialyse gewährleistet. Gewichtszunahmen zwischen den Dialysen bis 3% des Sollgewichtes (1 bis 1,5% bei herzkranken Patienten) werden in der Regel gut toleriert. Soll mehr Gewicht reduziert werden, ist es ratsamer, die Dialysezeit zu verlängern, als eine zu hohe Ultrafiltrationsrate einzustellen. Zur Vermeidung von Kreislaufkomplikationen und zur Erhöhung der Dialyseverträglichkeit sollte die stündliche Ultrafiltration 1,0 Liter nicht überschreiten, bei älteren Menschen sogar nur 200 ml pro Stunde betragen.

Orientierung: ~ 10 ml/Stunde/kg KG

Die Verträglichkeit einer Dialyse kann durch die Anwendung von sogenannten Ultrafiltrationsprofilen (bei denen die Ultrafiltrationsrate während der Dialyse variiert wird), Natriumprofilen oder der Kombination von beiden verbessert werden.

Lassen Sie sich von den technischen Möglichkeiten für die Steuerung der Ultrafiltration nicht zu einer übermäßigen Flüssigkeitsaufnahme im Dialyseintervall verführen! Sonst müssen bei jeder Dialyse große Flüssigkeitsmengen entfernt werden mit der Folge von Muskelkrämpfen, Blutdruckabfällen und einer enormen Herz-Kreislauf-Belastung. Diese müssen dann während der Dialyse mit Kochsalzininfusionen behandelt oder mit hoher Natriumkonzentration in der Dialysierflüssigkeit behandelt werden. Das wiederum erhöht aber Ihr Durstgefühl.

Die Langzeiterfolge einer chronischen Hämodialysebehandlung sind umso besser, je geringer die jeweils notwendige Ultrafiltrationsmenge ist und je länger die Dialysebehandlung dauert (5 bis 6 Stunden).

Ernährung während der Dialyse

Eine Nahrungsaufnahme in großen Mengen verursacht eine Umverteilung des Blutes »an den Ort des Geschehens« zur Verdauung, d.h. in den Magen-Darm-Trakt. Bis zu 75% des Blutvolumens werden dann dort gebraucht. Die entsprechend verminderte Gehirndurchblutung kann zu erheblichen Beschwerden wie Schwindelgefühl, Kopfschmerzen, Übelkeit, zum Teil auch Erbrechen führen. Aus diesem Grunde sollten Sie Ihren Magen-Darm-Trakt nicht durch übermäßige Nahrungsaufnahme belasten. Dialysezentren bieten vom kleinen Imbiss zu Dialysebeginn bis hin zum warmen Essen nach Dialyseende unterschiedliche Mahlzeiten an. Es gibt auch Zentren, wo Sie nichts zu essen bekommen.

Wir geben unseren Patienten eine kalte Mahlzeit in Form von belegten Brötchen (Menge ist abhängig von der Dauer der Dialysebehandlung) einschließlich einer Vitaminzulage (Obst oder Frischkost) und in Abhängigkeit von der Außentemperatur (Hitze) und dem »mitgebrachten« Gewicht 300 bis 500 ml Flüssigkeit. Der Imbiss soll die während der Dialyse verbrauchte Energie ersetzen, denn die Behandlung ist für den Körper wie Schwerstarbeit.

Beendigung der Dialyse

Nach Ablauf der vorgegebenen Dialysezeit sollte der Dialysevorgang erst dann beendet werden, wenn auch körperliche Beschwerden wie Schwellung des Gesichtes oder der Hände, Faltenbildungen der Haut und Krampfbereitschaft der Wadenmuskulatur nicht mehr vorhanden sind. Gegebenenfalls muss die Dialyse verlängert werden. Medikamente (Eisen, EPO, Desferal, Antibiotika u. a.) erhält der Patient vor Dialyseende über das venöse Schlauchsystem.

Man benötigt zum »Abschließen« (Rückspülen des Blutes aus dem Schlauchsystem und Dialysator in den Körper) etwa 250 ml physiologische Kochsalzlösung. Sobald die noch mit Blut vermischte Kochsalzlösung das Ende der venösen Blutleitung erreicht hat, muss die Blutpumpe abgeschaltet werden. Zunächst wird unter Verwendung eines sterilen Tupfers die arterielle Nadel (»Saugernadel«) gezogen, und anschließend die venöse Nadel (»Rückflussnadel«) entfernt. Das gilt aber nur, wenn man beide Einstichstellen gleichzeitig abdrückt. Beim einzelnen Abdrücken wird zuerst die venöse Nadel gezogen und dann erst die arterielle Nadel entfernt! Ansonsten kann durch das Abdrücken der venösen Punktionsstelle die arterielle Punktionsstelle wieder aufgehen (durch den erhöhten Druck im Gefäß).

Erst wenn der Blutrückfluss beendet ist, dürfen die Monitore abgeschaltet und der Schlauch entfernt werden.

Um einen Bluterguss (Hämatom) und eine Nachblutung nach Entfernen der Nadeln aus der Fistel zu verhindern, werden die Einstichkanäle sorgfältig (Unterarmfistel ca. 15 Minuten, Oberarmfistel ca. 20 Minuten) mit einem sterilen Tupfer abgedrückt und später mit einem Pflaster versehen. Dieses können Sie nach vier bis sechs Stunden selbst entfernen.

Nach Abschluss der Dialyse sollte der Blutdruck noch einmal im Liegen oder Sitzen und im Stehen gemessen werden. Bei guter Dialyseführung liegt er im Normbereich.

Mögliche Komplikationen während der Dialyse

Die Dialyse ist heute ein weitgehend komplikationsloses Routineverfahren. Dennoch können gelegentlich während der Behandlung Störungen der Organfunktionen oder apparative Störungen auftreten. Auf Letztere wollen wir aber an dieser Stelle nicht näher eingehen.

Die weiter oben besprochene Kontrolle und Überwachung der Gerinnung, des Blutflusses, der Monitorfunktionen usw. helfen, Komplikationen rechtzeitig zu erkennen und entsprechende Maßnahmen dagegen zu ergreifen. Subjektive Beschwerden sollten umgehend dem Dialysearzt mitgeteilt werden.

Die beste Vorbeugung gegen Organstörungen während der Dialyse ist Ihre eigene Disziplin zwischen den Dialysebehandlungen. Dabei stehen die Kontrolle des Gewichtes, des Blutdrucks und der Essgewohnheiten im Mittelpunkt. Jeder Dialysepatient sollte eine Personenwaage und ein Blutdruckmessgerät besitzen.

Zu den möglichen akuten Komplikationen einer Dialyse gehören:

- Muskelkrämpfe;
- Blutdruckabfall;
- Blutdruckanstieg.

Muskel-(Waden-)Krämpfe: Schmerzhafte Krämpfe der Wadenmuskulatur sind bei »normaler« Dialysebehandlung selten. Sie treten aber in der Regel dann auf, wenn ein sehr hoher Volumenentzug erforderlich ist. Einige Patienten reagieren auch auf Elektrolytverschiebungen, wie eine zu niedrige Natriumkonzentration in der Dialysierflüssigkeit, mit Muskelkrämpfen.

> **ACHTUNG**
>
> **Es gelten folgende Leitsätze:**
>
> - Je weniger Flüssigkeit Sie zwischen den Dialysen zu sich nehmen, desto »sanfter« die Dialyse.
> - Je weniger Kalium Sie mit der Nahrung aufnehmen, desto geringer die Gefahr von Herzrhythmusstörungen.
> - Je aufmerksamer Sie die Shunt-Funktion beobachten und den Shunt pflegen, desto komplikationsloser ist die Shunt-Punktion und desto langlebiger der Shunt.

Treten schmerzhafte Muskelkrämpfe auf, weil zu stark ultrafiltriert werden muss, sollte Ihnen klar werden, dass Sie nur durch eine verminderte Flüssigkeitsaufnahme die Qualität Ihrer Dialyse verbessern können!

Blutdruckabfall (Hypotonie): Ein Blutdruckabfall mit Gähnen, Schwindel, kaltem Schweiß, Unruhe, Übelkeit bis zu Erbrechen und Pulsbeschleunigung ist wohl das häufigste Problem während der Dialyse. Es kann zu jedem Zeitpunkt auftreten.

Dialysevorgang

MASSNAHMEN

- Flüssigkeitsentzug (z. B. 30-minütiger Stopp der Ultrafiltration).
- Kombination von anfänglich hoher Ultrafiltration und hoher Natriumkonzentration in der Dialysierflüssigkeit (Natrium- und Ultrafiltrationsprofil) oder umgekehrt.
- Wenn es die Kreislaufverhältnisse zulassen, können Sie auch kurz aufstehen, um sich die Beine etwas zu vertreten; Vorsicht: Sturzgefahr! Shunt-Vene könnte durchstochen werden!
- Kochsalzzufuhr mit dem Essen (Butterbrotschnitte, Fleischbrühe) oder intravenös (10 bis 50 ml) verbessert zwar die akuten Symptome. Bei häufigen Gaben steigt jedoch die Kochsalzbelastung auf ein nicht vertretbar hohes Maß. Dies löst wiederum Durstgefühl aus.

Massage, Kühlung (Chlorethylspray, Alkohol) oder Wärmewickel der Wadenmuskulatur können versucht werden

Die möglichen Ursachen sind vielfältig:

- Eine Verlagerung des Blutes in den Dialysator und das Blutschlauchsystem zu Beginn der Dialyse.
- Ein zu starker Volumenentzug während der Dialyse, der bei zu kurzer Dialysezeit, extremer Gewichtszunahme zwischen den Dialysen oder zu niedrigem Sollgewicht (= angestrebtes Gewicht am Ende der Dialyse) auftreten kann.
- Jeder Patient hat seine Ultrafiltrationstoleranz, die leicht herauszufinden ist. Entsprechend sollte die Dialysedauer gestaltet werden. Ein Flüssigkeitsentzug bis 1 000 ml pro Stunde wird von der Mehrzahl der Patienten recht gut vertragen, wünschenswert ist aber nur eine Ultrafiltration von max. 500 ml pro Stunde, bei älteren Patienten maximal 200 ml pro Stunde.
- In der Regel ist die Ursache das Trinkverhalten des Patienten. Vieltrinker müssen länger dialysiert werden, ggf. sind Zusatzdialysen zu erwägen.
- Herzrhythmusstörungen (ein unregelmäßiger schneller (> 140 Schläge pro Minute) oder sehr langsamer (< 50 Schläge pro Minute) Puls oder schwere Herzinsuffizienz.
- Zu hohe Temperatur im Dialysierflüssigkeit führenden System: Die an der Dialysemaschine eingestellte Temperatur muss so gewählt werden, dass die Körpertemperatur während der Behandlung nicht steigt.

MASSNAHMEN

Wichtigste Maßnahmen bei Blutdruckabfall: K.U.S.S.

K: Kopftieflage (Schocklagerung)
U: Ultrafiltration beenden
S: Substitution von Volumen (Kochsalzinfusion)
S: spezielle Maßnahmen (ärztliche Entscheidung)

Tritt wiederholt ein Blutdruckabfall auf, kommen folgende Maßnahmen infrage:

- Verlängerung der Dialysezeit mit Verringerung der Ultrafiltrarionsrate;
- Anheben des Sollgewichts, sofern keine symptomatische Herzinsuffizienz vorliegt;
- Abkühlung der Dialysierflüssigkeit und damit des Blutes;
- Verzicht auf blutdrucksenkende Medikamente vor der Dialyse.

In jedem Fall sollte eine Blutvolumenmessung erfolgen. Die Voraussetzung dafür ist in den modernen Dialysegeräten gegeben.

Um die Kreislaufstabilität während der Dialyse zu verbessern, können auch spezielle Dialysetechniken zum Einsatz kommen, wie Hämofiltration, Hämodiafiltration oder stufenweise Ultrafiltration. Doch unabhängig vom verwendeten Dialyseverfahren besteht die geringste Neigung zu Blutdruckabfällen, wenn nur bis 0,4 ml/kg KG/min. Flüssigkeit entfernt werden müssen. Das bedeutet, bei einem 70 kg schweren Patienten nur 168 ml/Stunde (deutlich weniger als 500 ml).

Blutdruckanstieg (Hypertonie): Die häufigsten Symptome bei Blutdruckanstieg sind Kopfschmerzen, Übelkeit und Erbrechen.

Mögliche Ursachen eines Blutdruckanstieges sind:

- ein unzureichend behandelter hoher Blutdruck;
- vergessene Blutdruckmedikamente;
- Überwässerung;
- übermäßige Kochsalzzufuhr durch Diätfehler;
- hoher Natriumgehalt in der Dialysierflüssigkeit;
- hohe Kalziumkonzentration in der Dialysierflüssigkeit (sogenanntes Hartwasser-Syndrom);
- reaktive Blutdruckanstiege bei arteriellen Durchblutungsstörungen;
- hormonaktive Nieren (eventuell beidseitige operative Nierenentfernung erforderlich);
- Dysäquilibrium-Syndrom:
  Als Dysäquilibrium bezeichnet man Beschwerden, die bei den ersten Dialysen von Patienten mit sehr hoher Serum-Harnstoff-Konzentration auftreten können. Wird während der Dialyse in relativ kurzer Zeit viel Harnstoff herausdialysiert, baut sich ein osmotischer Gradient zwischen Blut und Hirnwasser (Liquor) auf. Es kommt zum Flüssigkeitseinstrom in den Liquorraum mit Hirndruck, der sich mit Blutdruckanstieg, Übelkeit und Erbrechen zeigen kann.
  Das Risiko wird verringert durch eine verkürzte Dialysedauer und niedrigen Blutfluss während der ersten Tage der Dialyseeinleitung.

Häufig begleiten den Dialysevorgang allgemeine Beschwerden wie Unruhe,

Dialysevorgang

Übelkeit, Erbrechen, Schwindel, Muskelkrämpfe, Reizbarkeit, Kopfschmerzen und Juckreiz, die meist gegen Ende der Dialyse zunehmen. Aufgrund dieser Symptome äußern viele Patienten den Wunsch, die Dialyse vorzeitig zu beenden. Das wäre der falsche Weg, denn gerade durch eine Verlängerung der Dialysezeit verschwinden die Symptome. Die Ursachen sind vielfältig und stehen im Zusammenhang mit dem Dialysevorgang selbst, vor allem mit den Verschiebungen von Volumen, Mineralien (Kalium, Natrium), Harnstoff und Säure-Basen-Valenzen vom Zellinnenraum in den Zellaußenraum und von dort in die Blutzirkulation und in die Dialysierflüssigkeit.

Die Dialysebehandlung sollte aus diesen Gründen nicht vorzeitig abgebrochen werden.

Medikamentöse Therapie

Eine Dialysebehandlung kann die ausgefallene Funktion der Nieren nicht komplett ersetzen. Daraus ergibt sich die Notwendigkeit, zusätzlich Medikamente einzunehmen. Gleichzeitig steigt mit dem Versagen der Niere als Ausscheidungsorgan die Zahl der Begleit- und Folgekrankheiten, die die Verordnung einer Vielzahl weiterer Medikamente erforderlich machen. Und schließlich kommt es über die Dialysemembran zu einem Verlust von körpereigenen physiologischen Stoffen, z. B. Vitaminen, die medikamentös ersetzt werden müssen.

ACHTUNG

- Befolgen Sie korrekt die schriftlichen Anweisungen (Medikamentenplan) des behandelnden Nephrologen bezüglich Dosierung und Zeitpunkt der Einnahme von Medikamenten.
- Keine eigenmächtige Medikamenteneinnahme! Jedes unkontrolliert eingenommene Medikament kann schwere zusätzliche Schäden hervorrufen.

Im Folgenden sollen nur spezielle Arzneimittel angesprochen werden, die Dialysepatienten im Verlauf ihrer Behandlung verordnet bekommen.

Phosphatbinder: Bei eingeschränkter oder fehlender Nierenfunktion kann die Niere nicht genügend überschüssiges Phosphat ausscheiden. Auch während der Dialyse werden nur etwa 800 mg Phosphat entfernt (das entspricht etwa der Hälfte der täglich erlaubten Phosphatmenge). Deshalb ist es zur Vermeidung eines überhöhten Phosphatspiegels im Blut erforderlich, Medikamente zu verordnen, die die Aufnahme von Phosphat bereits im Magen-Darm-Trakt vermindern, sodass dieses nicht mehr ins Blut aufgenommen werden kann, sondern mit dem Stuhl ausgeschieden wird. Dafür stehen uns heute kalziumhaltige (Kalziumazetat, Magnesiumazetat, Kalzium-

ACHTUNG

- Phosphatbinder müssen Sie prinzipiell in Verbindung mit dem Essen (in Abhängigkeit vom Präparat unmittelbar **vor, mit Beginn, während** oder **bis zu einer halben Stunde nach der Mahlzeit**) einnehmen. So wird das mit der Nahrung zugeführte Phosphat im Darm gebunden und mit dem Stuhl ausgeschieden.
- Phosphatbinder dürfen Sie nicht zusammen mit anderen Medikamenten einnehmen, da sie deren Aufnahme im Darm behindern.
- Aluminiumhaltige Phosphatbinder dürfen nicht zeitgleich mit zitronensäurehaltigen Lebensmitteln wie Orangen-, Zitronen- oder Grapefruitsäften eingenommen werden. Zitronensäure ist aber nicht nur in Obstsäften, sondern wird auch zum Zwecke der Konservierung oder Geschmacksverstärkung bestimmten Fertignahrungsmitteln zugesetzt. Aus diesem Grunde sollten Sie Nahrungsmittel, die mit den Nummern E 330, E 331, E 332 und E 333 gekennzeichnet sind, nicht gleichzeitig mit aluminiumhaltigen Phosphatbindern und auch nicht mit Bicarbonat einnehmen.

karbonat) und kalziumfreie Phophatbinder (Renagel®, Fosrenol®) zur Verfügung. Kalziumhaltige Medikamente können allerdings die bei Dialysepatienten bereits schon vorhandenen Gefäß- und Weichteilverkalkungen verstärken.

In Ausnahmefällen (Entscheidung und Kontrolle durch den Dialysearzt) werden auch noch aluminiumhaltige Phosphatbinder (Phosphonorm, Antiphosphat) eingesetzt, die im Vergleich zu früheren Medikamenten (Aludrox®) eine geringere Aluminiumbelastung aufweisen.

Die Senkung des Phosphatspiegels unter 1,78 mmol/l (unter 5,5 mg/dl) ist notwendig, um eine Überfunktion der Nebenschilddrüsen (sekundärer Hyperparathyreoidismus) zu verhindern. Das Produkt aus Kalzium und Phosphat im Serum soll unter 4,4 $mmol^2/l^2$ (< 5,5 mg^2/dl^2) liegen. So kann die Entwicklung von Gefäß- und Gewebeverkalkungen verhindert werden.

Kaliumbinder: Dabei handelt es sich um sogenannte Ionenaustauscher, die im Darm das Kalium aus der Nahrung binden und dafür Kalzium oder Natrium abgeben. Präparate, die Natrium austauschen, sind nur bei Patienten ohne Hypertonie erlaubt.

Vitaminpräparate: Wasserlösliche Vitamine werden aufgrund des niedrigen Molekulargewichts und der fehlenden Eiweißbindung zwangsläufig während der Dialysebehandlung aus dem Blut entfernt. Diese Vitaminverluste betreffen die Vitamine der B-Gruppe, Folsäure und Vitamin C. Um Folgen dieses Mangels (z. B. Hautprobleme, Zahnfleischblutungen, Störungen der Blutbildung) zu verhindern, ist die Zufuhr wasserlöslicher Vitamine erforderlich. In der Regel reicht es aus, wenn Sie täglich eine Multivitamintablette einnehmen. **Fettlösliche Vitamine** (A, D, E, K) werden dagegen bei der Dialyse nicht entfernt. Ihre mögliche Anhäufung im Blut kann für den Dialysepatienten schädlich sein. So dürfen z. B. Vitamin A, E und K nur nach Rücksprache mit dem Dialysearzt eingenommen werden. Auf Vitamin D wird nachfolgend gesondert eingegangen.

Vitamin D: Vitamin D entsteht durch UV-Bestrahlung in der Haut oder wird mit der Nahrung aufgenommen. In der Leber erfolgt eine weitere Umwandlung und in der Niere wird es schließlich zum aktiven Vitamin D (Vitamin-D-Hormon) umgesetzt. Liegt bei Ihnen eine Niereninsuffizienz vor, kann Ihre Niere dieses biologisch hochaktive Vitamin nicht ausreichend zur Verfügung stellen, auf das viele Organe angewiesen sind. So hat es nicht nur in seiner klassischen Rolle eine positive Wirkung auf den Knochen- und Mineralstoffwechsel (Darm, Knochen, Niere, Nebenschilddrüsen), sondern wird benötigt für ein gutes Funktionieren der Skelettmuskulatur, des Nervensystems, der Bauchspeicheldrüse, der Haut und des Immunsystems, und vor allem verbessert aktives Vitamin D die Herzfunktion und schützt das Gefäßsystem. Bei Vitamin-D-Mangel können deshalb viele Organstörungen auftreten. Für Sie als Patient mit einer eingeschränkten Nierenfunktion sind das 25-Vitamin-D-Hormon mit einer langen Wirkung von 2–3 Wochen und das 1,25-Vitamin-D-Hormon, sogenanntes aktives Vitamin D mit einer kürzeren Wirkung von nur 2–3 Tagen, die wichtigsten Präparate. Welches Präparat erforderlich ist und welche Dosierung man wählt, hängt davon ab, wie hoch Ihr Blutspiegel von Vitamin D, von Parathormon (PTH), dem Hormon aus der Nebenschilddrüse sowie Ihre Kalzium- und Phosphatwerte sind. Aktives Vitamin D kann oral und intravenös verabreicht werden

Erythropoetin (EPO): Nahezu alle Nierenkranken entwickeln einen Mangel an roten Blutkörperchen, auch als Blutarmut (Anämie) bezeichnet, die mit Verschlechterung der Nierenfunktion zunimmt und bei Dialysepatienten am stärksten ausgeprägt ist. Der rote Blutfarbstoff (Hämoglobin) und der Anteil des Volumens aller roten Blutkörperchen am Gesamtblut (Hämatokrit) sind deutlich vermindert.

Folgende Hämoglobinwerte (Hb-Werte) gelten bei Nierengesunden als normal:
Frauen 7,5–10 mmol/l (12 bis 16 g/dl)
Männer 8,1–11,2 mmol/l (13 bis 18 g/dl)

Bei Patienten mit chronischer Niereninsuffizienz liegen die Werte meist unter 11 g/l (< 6,8 mmol/l).

Hauptursache der Anämie ist ein Mangel an Erythropoetin, einem Hormon, das in der Niere gebildet wird und bei fortschreitendem Nierenversagen nicht mehr ausreichend zur Verfügung steht. In der Behandlung der Anämie wird das fehlende, körpereigene Erythropoetin durch ein mit modernsten gentechnischen Verfahren hergestelltes Erythropoetin ersetzt. Dieses Präparat wird Epoetin (EPO) genannt. Damit ist es heute möglich, die natürliche Bildung der roten Blutkörperchen im Knochenmark so anzuregen, dass eine deutliche Besserung der Blutwerte erreicht werden kann. EPO-Präparate werden ein- bis dreimal in der Woche oder in noch größeren Intervallen unter die Haut (subkutan, s.c.) oder in die Vene (intravenös, i.v.) gespritzt oder über das Schlauchsystem frühestens 2 Stunden nach Dialysebeginn der Hämodialysemaschine zugeführt. Für die Dialysepatienten sind heute zehn Präparate zugelassen.

Behandlungsziel:

- Eine komplette Normalisierung des Hämoglobinwerts bringt keinen Überlebensvorteil. Hb-Werte > 8,1 mmol/l / > 13 g/dl gehen eher mit einer geringeren Lebenserwartung, höheren Blutdruckwerten und mit mehr Fistelverschlüssen (durch Verschlechterung der Fließeigenschaften des Blutes) einher.
- Andrerseits ist bei Hb-Werten < 6,2 mmol/l (< 10 g/dl) bei Dialysepatienten das Sterberisiko erhöht.

Deshalb sollte mit der EPO-Therapie bei Hb-Werten unter < 6,8 mmo/l (11 g/dl) begonnen werden. Anzustreben ist, den Hb-Wert dauerhaft zwischen 6,8–7,5 mmol/l (11 bis 12 g/dl) zu halten.

Bluttransfusionen sind durch den Einsatz von Erythropoetin heute selten erforderlich.

Eisentherapie: Die Therapie mit EPO kann nur erfolgreich sein, wenn der Körper ausreichend mit Eisen versorgt ist. Zu wenig Eisen ist daher oft auch Ursache für ein mangelndes Ansprechen auf EPO. Deshalb muss ein bestehender Eisenmangel durch Gabe eines geeigneten Medikamentes behoben werden. Eisen wird am Ende der Dialyse intravenös verabreicht.

Blutdrucksenkende Medikamente (Antihypertensiva): Durch salzarme Diät, Senkung des Trockengewichtes, möglichst geringer Gewichtszunahme zwischen den Dialysen (zu erreichen durch Disziplin in der Flüssigkeitszufuhr) und Senkung der Natriumkonzentration in der Dialysierflüssigkeit gelingt es bei vielen Patienten, den Blutdruck in normale Bereiche zu bringen. Meistens ist aber zusätzlich eine medikamentöse Therapie erforderlich. Die Auswahl der blutdrucksenkenden Medikamente hängt von der Grunderkrankung und den Begleiterkrankungen ab. Die Mitarbeit des Patienten (gute Dokumentation der Blutdruckwerte unter häuslichen Bedingungen, Blutdruckselbstkontrolle, korrekte Medikamenteneinnahme) ist eine wesentliche Voraussetzung für den Therapieerfolg.

Das Leben zwischen den Dialysen

Ernährung

Durch eine geeignete Ernährung können Sie als Dialysepatient Ihr Wohlbefinden verbessern. Während Sie im Stadium des chronischen Nierenversagens vor dem Beginn der Dialysebehandlung eine eiweißarme Kost einhalten müssen, kann diese Regel mit Beginn der Dialysebehandlung etwas gelockert werden. Aber insgesamt ist ein optimaler Ernährungszustand von großer Wichtigkeit, da eine Fehl- oder Unterernährung zu erhöhter Infektanfälligkeit, schlechter Rehabilitation, verzögerter Wundheilung, Unwohlsein und Ermüdung führt. Ein persönliches Gespräch mit einer Ernährungsberaterin oder einem -berater ist wünschenswert.

Betrachten Sie die erlaubte Ernährungsweise unter Dialysebedingungen nicht als Last, sondern als bewusste Ernährung und somit als Ihren Beitrag zur Behandlung, den Sie zu Hause leisten können.

Eine strenge und einheitliche Diät für alle Dialysepatienten (Hämodialyse, CAPD) gibt es nicht. Allerdings müssen Hämodialysepatienten strengere Ernährungsrichtlinien befolgen als Bauchfelldialysepatienten, da sich an den behandlungsfreien Tagen Giftstoffe und Flüssigkeit im Körper ansammeln, während sie bei der Bauchfelldialyse kontinuierlich aus dem Blut herausgefiltert werden.

Generell können Sie jedoch Ihr Allgemeinbefinden wesentlich bessern und werden mit der Dialyse weniger Probleme haben, wenn Sie einige Grundregeln beherzigen.

Energiezufuhr: Eine ausreichende Energiezufuhr von 35 bis 45 kcal pro kg Körpergewicht pro Tag gehört zu den wichtigsten Maßnahmen, vor allem, um einem Abbau körpereigener Zellen vorzubeugen. Zur Deckung dieses Energiebedarfes werden empfohlen:

- Brot, Brötchen, Teigwaren, Kartoffeln;
- Haushaltszucker und Traubenzucker in Maßen, Bienenhonig; Süßspeisen: Götterspeise, rote Grütze, Pudding (mit Sahne zubereitet); Gebäck und nicht zu trockener Kuchen;
- bei Appetitlosigkeit evtl. Peridol oral;

- reichliche Fettzufuhr von vorwiegend pflanzlichen Fetten mit einem hohen Anteil an mehrfach ungesättigten Fettsäuren;
- Margarine: z. B. Becel, Vitazell;
- Öle: Sonnenblumenöl, Distelfärberöl, Sojaöl, Olivenöl, Maiskeimöl.

Eiweiß: Eine optimale Zufuhr von Eiweiß mit der Nahrung ist für Sie als Dialysepatient besonders wichtig. Eine zu geringe Eiweißzufuhr führt zum Abbau der körpereigenen Muskulatur. Wird aber zu viel Eiweiß gegessen, steigen vor allem Harnstoff und Phosphat im Blut an. Wenn Sie mit Hämodialyse behandelt werden, sollten Sie 1,0 bis 1,2 g Eiweiß pro kg Körpergewicht täglich zu sich nehmen, wenn Sie eine Bauchfelldialyse erhalten, 1,2 bis 1,5 g. Damit werden die Verluste von Eiweißen und Aminosäuren (die Bausteine der Eiweißstoffe), die über die Dialysemembran oder das Bauchfell entstehen, ohne größere Belastung des Eiweißstoffwechsels ausgeglichen.

Als Faustregel kann man sich merken, dass 100 g Fleisch zwischen 14 und 22 g Eiweiß enthalten, während der Eiweißgehalt von 100 g Brot, Kartoffeln und den meisten Gemüsearten 5 bis 8 g beträgt.

Es gibt zwei Arten von Eiweißen:
1. Tierisches Eiweiß, das in Milch, Fleisch, Fisch, Geflügel und Eiern enthalten ist und
2. pflanzliches Eiweiß, das in Gemüse, Teigwaren und Getreideprodukten vorkommt.

Von der Gesamteiweißzufuhr sollten zwei Drittel biologisch hochwertig sein. Ein hochwertiges Eiweiß (etwa Eiereiweiß) kann fast vollständig in Körpereiweiß umgewandelt werden. Für das in Linsen oder Brot enthaltene Eiweiß trifft dies nur zu 50 % zu. In der nachfolgenden Tabelle ist die biologische Wertigkeit von Eiweiß in einigen wichtigen Nahrungsmitteln exemplarisch zusammengestellt.

Tabelle 5

Nahrungsmittel	biologische Wertigkeit
Ei	95 %
Fisch, Fleisch	ca. 70 – 90 %
Reis	ca. 77 %
Kuhmilch	75 %
Kartoffeln, Brot	ca. 50 – 70 %
Linsen, Bohnen	ca. 40 – 50 %

Biologische Wertigkeit von Eiweiß in verschiedenen Nahrungsmitteln.

Dialysevorgang

Wenn mit der Nahrung keine ausreichende Eiweißzufuhr möglich ist, können vorübergehend Fertigprodukte aus tierischem oder pflanzlichem Eiweiß mit niedrigem Phosphatgehalt verwendet werden. Solche Produkte sind geschmacksneutral und können flüssiger und halbfester Nahrung beigefügt werden.

Die biologische Wertigkeit von Eiweiß in gewöhnlicher Mischkost liegt bei etwa 80%, bei überwiegender Ernährung mit Getreideprodukten und Gemüse bei 70%.

Fett: Der Fettanteil in der Nahrung sollte 30 bis 40% der Gesamtenergie liefern. Da Fette verhältnismäßig wenig Kalium und Phosphor enthalten, haben sie für den Dialysepatienten als Hauptenergielieferant Vorteile gegenüber den Kohlehydraten. Allerdings haben Dialysepatienten auch häufig erhöhte Blutfettwerte und müssen deshalb ihre Cholesterinzufuhr vermindern. Konkret bedeutet das: Sie müssen die Zufuhr von tierischen Fetten (Speck, Butter, Schmalz, Schmand) reduzieren und den Vorzug den pflanzlichen Fetten mit einem hohen Anteil an sogenannten mehrfach ungesättigten Fettsäuren geben. Ab 50% Anteil an mehrfach ungesättigten Fettsäuren spricht man von einem qualitativ hochwertigen Pflanzenöl. (Achtung, auf das Etikett schauen!) Besonders wertvoll sind neben den o.g. Ölen die kalt gepressten Sonnenblumen- und Olivenöle mit bis zu 75% Anteil an einfach ungesättigten Fettsäuren. Diese sind besonders geeignet für die kalte Küche. Bei der Benutzung zum Braten ist ihre geringe Hitzebeständigkeit zu beachten.

Kalium: Um hohe Kaliumwerte im Blut zu vermeiden, sollten Sie als Dialysepatient nicht mehr als 1500 bis 2000 mg Kalium pro Tag zu sich nehmen. Ist der Kaliumwert im Blut schon zu hoch, muss die Kaliumzufuhr auf 1200 bis1 500 mg pro Tag reduziert werden. Denn ein Blutkaliumwert über 7 mmol/l kann ohne Vorwarnung zu einer Herzrhythmusstörung führen. Es hat sich daher als günstig erwiesen, den Verzehr besonders kaliumreicher Nahrungsmittel einzuschränken.

Dazu gehören:

- Frischgemüse (Spinat, Tomaten, Grünkohl), Tomatenmark und Tomatenketchup, Hülsenfrüchte;
- Frischobst (Bananen, Kiwi), konzentrierte Obst- und Gemüsesäfte;
- Trockenobst (Datteln, Feigen, Rosinen);
- Kartoffeln und deren Trockenprodukte;
- Nüsse, Kakaoprodukte, Vollkornprodukte.

Auch spezielle küchentechnische Maßnahmen tragen dazu bei, die Kaliumaufnahme zu vermindern. So kann der

Kaliumgehalt durch Wässern von geschnittenen Kartoffeln oder Gemüse bis auf 30% des ursprünglichen Wertes gesenkt werden. Es ist auch sinnvoll, das erste Kochwasser wegzuschütten und noch einmal neu Wasser zuzugeben. Obst- und Gemüsekonserven haben einen wesentlich geringeren Kaliumgehalt als Frischprodukte. Allerdings ist der Salzgehalt höher (siehe unten). Den Saft sollten Sie nicht verwerten, da hier das meiste Kalium enthalten ist. Noch günstiger als Konserven ist Tiefkühlkost. Beachten Sie aber, dass auch das Wasser, das sich beim Auftauen ansammelt, sehr viel Kalium enthält und daher keineswegs zur Weiterverarbeitung verwendet werden darf.

ACHTUNG

Bei den heute verwendeten Weißblechdosen besteht auch keine Gefahr einer erhöhten Aluminiumbelastung.

Natrium: Achten Sie auf eine geringe Kochsalzaufnahme! Dies senkt Ihren Blutdruck. Außerdem wirken blutdrucksenkende Medikamente besser. Kochsalzreiche Nahrungsmittel sollten auch deshalb vermieden werden, weil sie den Durst verstärken und damit zu übermäßigem Trinken verleiten. Dies führt dazu, dass das Gewicht zwischen den Dialysen übermäßig ansteigt.

Von mäßig natriumarmer Kost spricht man, wenn die Aufnahme von 5 bis 6g Kochsalz pro Tag nicht überschritten wird. Diese Mengen sind jedoch bereits in Obst, Gemüse sowie in anderen, fertig hergestellten Lebensmitteln wie Wurst, Käse und Brot enthalten. Für die Praxis heißt das: Auf das »Salzfässchen« sollten Sie ganz verzichten. Grundsätzlich sollten Sie auch kein Diätsalz verwenden, da hier der Natriumanteil durch Kalium ersetzt wurde. Dies gilt auch für salzarme Produkte, denen Kaliumchlorid als Kochsalzersatz zugefügt wurde.

Sie können Ihre Speisen auch durch raffinierte Gewürze interessant machen. Denn fällt der Verzicht auf das Salz gar nicht mehr so schwer. Um Natrium zu sparen, sollten Sie

- konserviertes Gemüse selten verwenden oder meiden, da darin enorme Salzmengen enthalten sind;
- frische Ware oder tiefgekühlte Produkte kaufen;
- frische oder tiefgekühlte Kräuter verwenden, keine fertigen Gewürzmischungen (enthalten Salz);
- Fleisch ohne Salzzusatz marinieren.

In Deutschland verzehren die Menschen im Mittel 9g Kochsalz am Tag. Wer ein Drittel weniger, also nur 6g am Tag zu sich nimmt, vermindert sein Risiko für Bluthochdruck, Herzinfarkt und Schlaganfall um ein Viertel. Das bedeutet, nicht nur der Nierenkranke, sondern jeder sollte 3 g Kochsalz am Tag weniger essen. Es ist gar nicht so schwer, diese 3 g täglich einzusparen:

Tabelle 6

3 g Salz sind z. B. enthalten in:	100 g Salami (etwa 5 Scheiben) 150 g Kasseler 150 g Camembert 50 g Matjesfilet
Salzarm sind vor allem	fettarme Milch (0,6 g pro halben Liter) Rindfleisch (0,12 g pro 100 g) Bachforelle 0,1 g pro 100 g)

Kalzium: Der Mangel an Vitamin D bei Dialysepatienten führt dazu, dass Kalzium vermindert aus der Nahrung aufgenommen wird. Deshalb ist der Kalziumbedarf erhöht (1 000 bis 2 000 mg/d). Bei der Verordnung von kalziumhaltigen Phosphatbindern zur Senkung des Phosphatspiegels im Blut besteht allerdings die Neigung zu einem erhöhtem Kalziumspiegel im Blut. Eine strenge Kontrolle der Kalzium- und Phosphatwerte im Serum ist notwendig, um die Entwicklung von Weichteil- und Gefäßverkalkungen zu verhindern.

Phosphor: Fast alle Dialysepatienten müssen die Phosphatzufuhr einschränken, um Knochenerkrankungen oder Verkalkungen in Weichteilen oder Gelenken zu vermeiden. Erlaubt sind maximal 800 bis 1 200 mg Phosphor täglich. Da Sie aber gleichzeitig 1,2 g Eiweiß/kg KG/Tag zu sich nehmen sollen, ist diese Einschränkung kaum zu realisieren. Verzehren Sie einfach weniger Nahrungsmittel mit besonders hohem Anteil von Phosphat wie Milchprodukte, Schmelz- und Hartkäse, Kondensmilch, einige Fischarten, Fleisch, Innereien, Nüsse, Kakaoprodukte und Vollkornprodukte (Müsli, Haferflocken) sowie Eidotter (maximal

Tabelle 7

Austauschmöglichkeiten zur Verringerung der Phosphatzufuhr	
Schmelzkäse	240 mg PO_4
→ Frischkäse	34 mg PO_4
200 ml Milch	240 mg PO_4
→ 200 ml Sahne-Wasser-Gemisch 1:3	31 mg PO_4
Gouda 50 g	220 mg PO_4
→ Brie 50 g	90 mg PO_4

(Die diätetischen Phosphatbeschränkungen kollidieren mit den diätetischen Mindestanforderungen für Proteine.)

3 pro Woche erlaubt). Aber auch die Art des Milch- und Käseproduktes hat eine enorme Bedeutung. Aus Tabelle 7 können Sie sehr schnell ableiten, welchem Nahrungsmittel Sie den Zuschlag geben sollten.

Tauschen Sie also z. B. Milch (enthält viel Phosphat) gegen ein »Wasser-Sahne-Gemisch« aus!

Zur einfachen Orientierung sind zahlreiche Tabellen über Phosphatgehalte von Lebensmitteln erhältlich.

Phosphathaltige Zusatzstoffe beachten: Neben dem natürlichen Phosphatgehalt in Lebensmitteln ist auch der Gehalt an Phosphat in Form von Zusatzstoffen von Bedeutung. Diese künstlichen Phosphatzusätze dienen zur Verlängerung der Haltbarkeit, zur Bindung von Wasser und zur Farberhaltung. Achten Sie bitte beim Einkauf von Fertigprodukten (insbesondere abgepackte Wurst- und Fleischwaren aus der Kühltruhe) auf das Zutatenverzeichnis auf der Verpackung.

Die phosphatreichen Zusatzstoffe dienen als:

- Säuerungsmittel (Phosphorsäure bei koffeinhaltigen Erfrischungsgetränken – z. B. Cola);
- Verdickungsmittel (für gelierende Milcherzeugnisse und Geliermittel, Pudding);
- Lockerungsmittel (für Backwaren);
- Cutter-Hilfsmittel (bei der Wurstherstellung);
- Schmelzsalze (für die Herstellung von Schmelzkäse).

INFO

Sie erkennen phosphathaltige Zusatzstoffe an dem Aufdruck einer sogenannten »Schlüsselnummer«, wie z. B.:

E 322	(Lecithin)
E 338	(Orthophosphatsäure)
E 339	(Natriummonophosphat)
E 340	(Kaliummonophosphat)
E 341	(Kalziummonophosphat)
E 343	(Magnesiummorthophosphat
E 450a	(Diphosphat)
E 450b	(Triphosphat)
E 450c	(Polyphosphat)
E 540	(Dikalziumdiphosphat)
E 543	(Kalziumnatriumpolyphosphat)
E 544	(Kalziumpolyphosphat)

Besonders häufig sind diese Stoffe also Cola, Kondensmilch, Wurstwaren und Schmelzkäse zugesetzt, auch Frischwurst hat Phosphor! Auskünfte, einschließlich entsprechender Tabellen, erhalten Sie über die »Deutsche Bundeszentrale für gesundheitliche Aufklärung« in Bonn.

Meist ist zur Kontrolle des Phosphatspiegels im Blut die Einnahme von Phosphatbindern erforderlich, da diätetische Maßnahmen allein unzureichend sind.

Dialysevorgang

Vitamine: Bei Dialysepatienten kann es zu einer Unterversorgung mit einigen B-Vitaminen, Folsäure und Vitamin C kommen. Das gilt für die Peritonealdialyse noch mehr als für die Hämodialyse. Mit einer Tablette täglich (es gibt verschiedenen Medikamente) können Sie den erhöhten Bedarf decken.

Flüssigkeit: Wie viel Flüssigkeit Sie täglich zuführen müssen, hängt davon ab, wie viel Urin Sie noch ausscheiden können. Zu berücksichtigen ist auch, dass der Mensch am Tag ca. 500 bis 800 ml (10 ml pro kg KG) Flüssigkeit über die Haut, durch die Atmung und mit dem Stuhlgang verliert. Die Trinkmenge müssen Sie so weit anpassen bzw. einschränken, dass die Gewichtszunahme zwischen den Dialyseterminen nicht mehr als 500 bis 1000 g pro Tag oder 1,5 % des Körpergewichtes beträgt. Deshalb sollten Sie unbedingt eine Personenwaage besitzen, um sich täglich wiegen zu können.

Aus den oben genannten Zahlen ergibt sich als Grundregel für die erlaubte tägliche Flüssigkeitszufuhr:

Urinmenge vom Vortag (24 Stunden Sammelurin) + 500 ml Flüssigkeit.

Je weniger Flüssigkeit Ihr Körper an den dialysefreien Tagen einlagert, umso verträglicher und komplikationsfreier wird die Dialyse verlaufen.

»Flüssigkeit« ist aber nicht gleichbedeutend mit »Trinken«, da viele Nahrungsmittel einen hohen Flüssigkeitsanteil aufweisen, den man auch berücksichtigen muss. Die folgende Auflistung zeigt einige Beispiele für den Flüssigkeitsgehalt von Nahrungsmitteln.

Flüssigkeit	> 75 %	Suppen, Obst, Gemüse, Eis, Joghurt
	70 %	Eintopfgericht
	50 %	Reis, Brei, gekochte Kartoffel
	25 %	Auflauf, Bratkartoffel, Pasta
	< 25 %	Brot, Wurst, Käse, Fisch, Fleisch, Eier

Was sind ideale Durstlöscher?

- das Kauen von Kaugummi;
- die Zufuhr von sauren Produkten in jeder Form (saure Bonbons ohne Zucker, ein paar Spritzer Zitronensaft, in Essig eingelegtes Gemüse);
- ein Schluck Mineralwasser, Mundspülungen;
- Lutschen von Eiswürfeln und Würfeln von eingefrorenem Bohnenkaffee und gefrorenem Zitronenwasser.

Grundregeln der Ernährung:

1. Meiden Sie »getrocknete« und »trockene« Nahrungsmittel! Diese Nahrungsmittel enthalten extrem viel Kalium und zum Teil viel Phosphor!
   - Trockenobst (Backpflaumen, Aprikosen, Rosinen, Datteln, Feigen),
   - Trockenpilze, Nüsse,

INFO

Noch einige ergänzende Empfehlungen:

- Bevorzugen Sie salzarme und wenig gesüßte Nahrungs- und Würzmittel, um das Durstgefühl nicht durch zu hohe Salz- oder Zuckerzufuhr zu steigern!
- Trinken Sie besonnen und langsam, vor allem wenig aromatische Getränke!
- Benutzen Sie nur kleine Trinkgefäße!
- Trinken Sie nicht unkontrolliert, sondern notieren Sie, wie viel Flüssigkeit Sie schon zu sich genommen haben!
- Denken Sie an die versteckte Flüssigkeit in den Nahrungsmitteln! Generell kann man sagen, dass etwa 60% der verzehrten Durchschnittskost aus Wasser besteht!
- Diabetiker sollten immer auf eine gute Blutzuckereinstellung achten, denn erhöhte Blutzuckerwerte verstärken das Durstgefühl.

- Kakaopulver, auch Kakaoprodukte wie Schokolade, Fleischextrakte; Alternative: kakaohaltige Produkte wie Kaba und Nesquick!
- Kleie,
- Trockenprodukte aus Kartoffeln (Knödel, Kroketten, Puffer, Chips),
- Pulverkaffee, Trockenmilchpulver.

2. Wässern Sie Kartoffeln vor und während der Zubereitung (Kartoffeln schon einige Stunden vor dem Essen oder am Vortag schälen, kleinschneiden und in warmem Wasser, das mehrfach erneuert werden sollte, wässern)!
3. Verwenden Sie kein Diätsalz!
4. Bevorzugen Sie Gemüse und Obst aus Dosen oder Tiefkühlkost (dann aber Wasser nach dem Auftauen nicht verwenden), wenn Sie Probleme mit zu hohen Kaliumwerten haben, da diese im Vergleich zu Frischgemüse bedeutend weniger Kalium enthalten! Achtung: Wenn Sie kochsalzarm essen sollen, bitte kein konserviertes Gemüse wegen des hohen Kochsalzgehalts verwenden!
5. Verwenden Sie vielfältige Gewürze zur Geschmacksverbesserung Ihrer Speisen! Diese enthalten zwar teilweise sehr viel Kalium, aber Sie benutzen ja stets nur kleine Mengen.
6. Beachten Sie beim Studium von Diättabellen, dass der Gehalt an Inhaltsstoffen üblicherweise pro 100 g angegeben ist!

BEISPIEL

- 100 g Spinat enthalten 600 mg Kalium, aber für eine Mahlzeit benötigt man 400–500 g.
- 100 g Bohnenkaffee enthalten 900 mg Kalium, aber für eine Tasse werden nur 7 g benötigt

7. Finden Sie Ihren eigenen Weg, mit den Ernährungsregeln umzugehen! Suchen Sie das Gespräch mit dem Arzt, dem Pflegepersonal, der Diätassistentin und studieren Sie Diättabellen.
8. Meiden Sie wegen der Gefahr einer Aluminiumüberladung des Körpers Nahrungsmittel mit hohem Aluminiumgehalt wie Erbsen, Spinat, Champignons und grüne Bohnen sowie in Alu-Folie verpackte Nahrungsmittel.

Wenn Sie diese Grundregeln diszipliniert umsetzen, braucht Ihre Diät keine Last zu werden. Bald werden Sie merken, dass Ihre Lebensqualität besser wird und die Dialysebehandlung verträglicher.

Psychische Probleme

Die Dialyse bedeutet einen erheblichen Eingriff in Ihr bisheriges Leben. Es beginnt für Sie eine ungewohnte Abhängigkeit von der Dialysemaschine und vom Pflegepersonal. Dazu kommen Beschränkungen bei der Nahrungsaufnahme, der Zwang zur kontinuierlichen Medikamenteneinnahme, Einschränkungen der körperlichen Leistungsfähigkeit sowie körperlicher Funktionen, einschließlich Störungen im Sexualleben. Soziale Bindungen, auch die Beziehung zum Ehepartner und den Familienmitgliedern ändern sich, es entsteht Zukunftsunsicherheit und in den meisten Fällen ergeben sich Veränderungen im Berufsleben. All dies führt zwangsläufig zu Problemen und seelischen Konflikten.

Die Auswirkungen dieser Veränderungen sind für jeden Menschen verschieden. Sie werden durch das Behandlungsverfahren geprägt und sind von der Persönlichkeitsstruktur des Patienten sowie vom Ausmaß sekundärer Komplikationen (Herz-Kreislauf-Versagen, Osteopathie, Infektanfälligkeit) abhängig. Wie Sie mit all diesen Veränderungen und ihren Auswirkungen zurechtkommen, ist auch davon abhängig, wie viel Unterstützung Sie durch Ihre Umgebung (Familie, Freunde, Dialysezentrum) erfahren.

Eine umfassende Aufklärung durch das Dialysepersonal kann Ihre Bereitschaft stärken, einen neuen Lebensrhythmus mit unabänderlichen Behandlungsprinzipien zu akzeptieren.

Ihre Psyche wird mehrere Phasen der Belastung durchlaufen. Mit dem Beginn der Dialysebehandlung bessert sich die urämische Stoffwechselsituation und damit zunächst auch die Stimmung. Sie lernen, sich der neuen Lebenssituation prinzipiell anzupassen. Bald aber werden Sie auch die Grenzen des Behandlungsverfahrens kennenlernen. Komplikationen im Krankheitsverlauf oder Probleme in der Dialysetherapie bringen Konflikte mit sich. Manche Patienten reagieren mit Trotz und Abwehr, andere verbreiten einen grenzenlosen Optimismus, um sich gegenüber den medizinischen und sozialen Problemen abzuschirmen. Einen Zustand seelischer Stabilität, in dem man mit Ihnen ohne Angst vor depressiver Verstimmung über alle Probleme sprechen kann, werden Sie erst im Verlauf von Monaten oder Jahren erreichen.

Physische Situation

Körperliches Training steigert bei den meisten Menschen die Leistungsfähigkeit, verringert das Herz-Kreislauf-Risiko und bessert die psychische Verfassung. Das gilt auch für den Dialysepatienten. Doch die körperliche Leistungsfähigkeit von Dialysepatienten beträgt zwischen 45 und 70% der von Gesunden im gleichen Alter. Die Gründe dafür finden sich in der Krankheit, aber auch beim Patienten.

Zu den objektiven (krankheitsbedingten) Veränderungen, die die Leistungsfähigkeit beeinträchtigen, gehören die Blutarmut (Anämie), die Herabsetzung der Muskelkraft (Myopathie), die Störungen des Knochenstoffwechsels (Osteopathie), eine Schädigung des Nervensystems (Neuropathie) und eine Herzmuskelschwäche (Herzinsuffizienz). Subjektive (patientenbezogene) Faktoren sind mangelnde Kooperation, Inaktivität aufgrund fehlender sportlicher Motivation und die Angst vor Komplikationen wie Fistelverletzungen. Alles zusammen führt zu einer weiteren Verminderung der Muskelkraft.

Es ist deshalb nicht verwunderlich, dass viele Patienten nicht nach Arbeit suchen oder unfähig sind zu arbeiten, weil sie einfach nicht in der Lage sind, die erforderliche Energie für solche Aktivitäten aufzubringen. Korrigiert man die Anämie durch Gabe von Erythropoetin (EPO) (s. Abschnitt »Medikamentöse Therapie«), nimmt auch die körperliche Leistungsfähigkeit von Dialysepatienten zu. Nach einer erfolgreichen Nierentransplantation steigt die Leistungsfähigkeit annähernd auf das Niveau von gesunden Personen mit vorwiegend sitzender Tätigkeit.

Chronische Nierenerkrankung und Sport?

Die grundsätzliche Frage, ob körperliche Aktivität und sportliches Training für chronisch Nierenkranke möglich sind, kann eindeutig mit »ja« beantwortet werden. Seit vielen Jahren gibt es in Deutschland Sport- und Bewegungstherapieangebote für chronisch Nierenkranke, Dialysepatienten und Nierentransplantierte. Entscheidend sind jedoch Qualität und Quantität der sportlichen Aktivität.

Für den Alltag sind Beweglichkeit und Koordination sowie Kraft (z.B. beim Treppensteigen, Haushaltstätigkeiten oder Ankleiden) fast wichtiger als Ausdauertraining. Möglichst alle chronisch Nierenkranken in jedem Behandlungsstadium sollten an individuell dosierten Trainings- und Fitnessprogrammen teilnehmen, um die Leistungsfähigkeit und Lebensqualität zu steigern, Risikofaktoren zu mindern, Medikamente einzusparen und insbesondere die Hämodialysezeit noch sinnvoller zu nutzen. Viele Patienten und auch Ärzte haben Angst, die körperlichen Belastungen könnten den Nierenschaden verschlimmern. Dafür gibt es aber keine Hinweise. Gut belegt sind jedoch die positiven Wirkungen der sportlichen Aktivität.

Ärzte, Pflegepersonal, Angehörige und Freunde sollten die Patienten ermutigen und darin bestärken, physisch aktiv und damit leistungsfähig zu bleiben. Natürlich müssen Schwierigkeitsgrad und Intensität der sportlichen Übungen den individuellen Fähigkeiten angepasst werden. Auch nur gering belastbare ältere Personen können dann in einer Gruppe Sport treiben.

Tauglichkeitsuntersuchungen für das Training

In jedem Fall wird Ihr Arzt vor Beginn eines regelmäßigen Trainings Ihre Sporttauglichkeit prüfen. Dabei wird auch mit einem Fahrradergometertest mit Erfassung von Pulsfrequenz und Blutdruck und gegebenenfalls des Milchsäurespiegels im Blut die optimale Trainingsdosis ermittelt. Patienten mit den nachfolgend aufgeführten Erkrankungen dürfen nicht in das allgemeine Sportprogramm einbezogen werden:

- Herzmuskelschwäche;
- Angina pectoris;
- Herzrhythmusstörungen;
- medikamentös nicht zu beeinflussender Bluthochdruck;
- schwere Herzklappenfehler;
- ausgeprägte Knochenstoffwechselstörungen;
- wiederholte Kaliumwerte im Blut über 6 mmol/l.

Diese Patienten können aber nach Behandlung der genannten Erkrankungen ein individuell angepasstes Sportprogramm durchführen.

Warum sollten Sie trainieren?

Trainieren sollten Sie hauptsächlich, weil damit Ihr Wohlbefinden steigt und Ihre Lebensqualität zunimmt. Darüber hinaus können Sie auf diese Weise gut Kontakte zu anderen Gruppenteilnehmern schließen (vor allem durch Spiele).

Welche Sportarten sind für chronisch Nierenkranke geeignet?

- Zu empfehlen sind Gymnastik, Wassergymnastik, Laufen, Rad fahren, Schwimmen, Wandern, leichte Bewegungsspiele und Nordic Walking. Gute Fitnessstudios stellen auch spezielle Trainingprogramme zusammen.
- Nicht geeignet sind reguläre Sportspiele (Fußball, Handball, Basketball u. a.), Kampfsportarten und Belastungen mit hohem Krafteinsatz (Liegestütze, Gewichtheben), Sprungbelastungen

INFO

Durch regelmäßige sportliche Aktivitäten werden nachstehende Effekte erzielt:

- Steigerung der Muskelkraft und der Muskelmasse;
- Erhöhung der Flexibilität und Koordination;
- Anstieg der allgemeinen körperlichen Leistungsfähigkeit;
- günstiger Einfluss auf den Fett- und Zuckerstoffwechsel;
- Senkung von hohen Blutdruckwerten;
- Verminderung des Knochenabbaus;
- Verbesserung der Konzentrationsfähigkeit;
- Verminderung der Ermüdbarkeit.

(Hoch- oder Weitsprung, Trampolinspringen), Spiele und Übungen mit unkontrolliertem Einsatz von Sportgeräten (Stäbe, Stöcke, harte Bälle) und Übungen mit einem sehr schwierigen Bewegungsablauf.

- Patienten, bei denen die Koordination (d. h. das Zusammenspiel von Nerven und Muskeln) infolge einer Nervenstörung beeinträchtigt ist, können nur Übungen mit einfachen Bewegungsabläufen durchführen.
- Patienten mit einer schweren Knochenstoffwechselstörung müssen darauf achten, dass das Skelettsystem nicht zu stark belastet wird, da sonst Knochenbrüche auftreten können. Sie sollten möglichst Sportarten ausüben, die Knochen und Gelenke nur gering belasten, wie z. B. Schwimmen oder Rad fahren.
- Von einigen Zentren wird die Meinung vertreten, dass CAPD-Patienten in chlorierten öffentlichen Bädern oder salzhaltigem Meerwasser schwimmen gehen können, wenn Katheter und Kathetereintrittsstelle durch einen wasserdichten Verband (z. B. Tekaderm-Verband) geschützt sind und keine Entzündung an der Katheteraustrittsstelle besteht. Einige Sportarten, die schweres Heben erfordern oder Druck auf den Bauch ausüben, sollten vermieden oder nur ausgeübt werden, wenn keine Dialysierflüssigkeit im Bauch ist.

Wann und wie oft sollten Sie trainieren?

Am besten eignen sich die dialysefreien Tage für sportliche Aktivitäten. Denn an diesen Tagen hat sich das Stoffwechselgleichgewicht wieder eingependelt. Um einen positiven und anhaltenden Trainingseffekt zu erreichen, müssen Sie regelmäßig trainieren, am günstigsten für ca. 10 bis 15 Minuten pro Tag. Auch wer an einem ein- bis zweimaligen wöchentlichen Training von 30 bis 45 Minuten teilnimmt, sollte zusätzlich täglich für 10 Minuten ein Heimtrainingsprogramm absolvieren. Damit gewinnen Sie wieder Vertrauen in Ihre physischen Fähigkeiten und können damit auch psychologische Probleme besser bewältigen.

Dialysevorgang

Es ist aber nicht immer leicht, die eigene körperliche Leistungsfähigkeit und Belastbarkeit richtig einzuschätzen. Deshalb sollten Sie sich einer Sportgruppe anschließen, in der die Teilnehmer von einem erfahrenen Sporttherapeuten angeleitet und kontrolliert werden.

Aber auch während der Dialysebehandlung können Sie mehr für sich tun als fernsehen, essen und schlafen. Eine leichte Beingymnastik können Sie sowohl im Dialysebett als auch in einer Dialyseliege beliebig oft durchführen.

Einige Dialysezentren bieten ein Ergometertraining an. Dabei wird ein Fahrradergometer an das Fußende des Bettes oder der Liege montiert, damit der Patient im Sitzen oder in halbliegender Position radeln kann. So nutzen Sie die Dialysezeit nicht nur aktiv, sondern wirken auch der durch die Maschinenbehandlung erzwungenen Ruhigstellung entgegen. Bedenken Sie: Ein Hämodialysepatient wird ca. 500 bis 700 Stunden im Jahr »ruhig gestellt«. Das entspricht umgerechnet ca. 3 bis 4 Wochen! Unter diesen Bedingungen würden auch bei jedem gesunden Menschen Beweglichkeit, Koordinationsleistung, Kraft und Ausdauer zurückgehen. Ein Training während der Dialyse reguliert auch den Kreislauf, sodass es seltener zu Blutdruckabfällen kommt und auch erhöhte Blutdruckwerte besser gesenkt werden. Die durch sportliche Betätigung verbesserte Organdurchblutung kann sogar den Effekt der Dialyse verbessern.

Eine große seelische Belastung

Verständlicherweise stellen alle Nierenersatzverfahren eine sogenannte Dauerstresssituation dar. Gründe dafür sind einerseits die Abhängigkeit von Medikamenten, Maschinen, Dialyseterminen, Laborwerten, Ärzten, Schwestern, Taxifahrern; andererseits haben Dialysepatienten Angst vor medizinischen, beruflichen, privaten/familiären und gesellschaftlichen Problemen der Gegenwart und Zukunft. Alles zusammen stellt oft eine erhebliche Belastung dar, die sich in Frustration, Depressionen, Aggressionen und Ängsten bis hin zu Selbstmordgedanken äußern kann; aber auch Hilflosigkeit und Hoffnungslosigkeit sowie Trotz können im Vordergrund stehen.

Bei Beginn einer Dialysebehandlung stellt sich wohl jeder einige Fragen:

- Wie wird es mit mir weitergehen?
- Werde ich wieder arbeiten können?
- Ist ein Leben an der Dialyse noch lebenswert?

Unterstützung durch Familie und Freundeskreis sind für Sie in dieser Situation eine große Hilfe. Falls Sie diese Möglichkeit nicht haben, können Sie Kontakt zu Sozialarbeitern aufnehmen, um Probleme zu lösen und sich unter den veränderten Umständen neu zu orientieren. Allein das Wissen um Hilfsmöglichkeiten wirkt häufig entlastend und kann zu Gelassenheit und Zuversicht beitragen.

Selbsthilfegruppen und Dialyseverbände stehen an Ihrer Seite. Adressen finden Sie im Anhang des Buches und im Internet.

Eine psychosoziale Betreuung wird Ihnen helfen, mit Ihrer Krankheitssituation umzugehen. Ein wichtiger Aspekt ist die berufliche Zukunft. Die Details sollten schon vor Beginn der Dialysebehandlung in Kooperation zwischen Arzt, Sozialarbeiter, Arbeitsstelle und Rehabilitationsstelle des Arbeitsamtes beraten werden (s. Abschnitt »Rückkehr zum aktiven Leben«).

So kann beispielsweise einem arbeits- und berufsfähigen Schwerbehinderten mit mehr als 50% Körperbehinderung aufgrund des gesetzlich fixierten erhöhten Kündigungsschutzes nur mit Zustimmung der Hauptfürsorgestelle gekündigt werden.

Sexualität und Kinderwunsch

Gynäkologische Probleme: Hormonelle Störungen bei einer chronischen Nierenerkrankung können das Sexualverhalten beeinflussen und Zyklusstörungen bis zum völligen Ausbleiben der Periode verursachen sowie das Risiko für Gebärmutterkrebs erhöhen. Achten Sie auf unregelmäßige Blutungen als Warnzeichen für ein Karzinom. Dies gilt besonders, wenn Sie über 40 Jahre alt sind und Blutungen nach längerer Pause wieder einsetzen.

Etwa 60% der Hämodialysepatientinnen haben keine Regelblutung bzw. es laufen Zyklen ohne Eisprung ab. Die Menstruation tritt selten und unregelmäßig auf, manchmal mit transfusionsbedürftigen starken Blutungen. Die meisten Frauen sind nicht fruchtbar. Eine erfolgreiche Schwangerschaft unter Dialysebedingungen ist mit einer Häufigkeit von 0,3 bis 1,5% pro Jahr eine Seltenheit. Es wird geschätzt, dass nur etwa 20% aller festgestellten Schwangerschaften unter Dialysebehandlung mit der Geburt eines lebensfähigen Kindes enden. Auch bei optimaler medizinischer Betreuung liegt die Frühgeburtenrate bei 80%.

Die in der Regel vorzeitig geborenen Kinder sind sehr klein. Sie haben öfters Reifestörungen, die Missbildungsrate ist jedoch nicht erhöht. Bei der Geburt haben

Dialysevorgang

sie gleich hohe Harnstoffwerte im Blut wie ihre Mütter. Durch rasch einsetzende Urinproduktion normalisieren sich die Werte jedoch sehr rasch. Das größte Risiko für schwangere Patientinnen ist ein deutlicher und nur schwer beeinflussbarer Bluthochdruck.

Schwangere Frauen brauchen sowohl eine intensivere als auch eine schonendere Dialyse. Es wird empfohlen, die Zahl der Dialyseeinheiten auf 6 pro Woche zu steigern, sodass eine Gesamtdialysezeit von 20 Stunden in der Woche zusammenkommt. Wird eine Peritonealdialysepatientin schwanger, müssen häufiger pro Tag Beutelwechsel vorgenommen werden, um das Austauschvolumen und damit die Dialyseintensität zu erhöhen. Da eine Schwangerschaft die Anämie verstärken kann, die sich unabhängig von der Dialyseart entwickelt, sollte die Erythropoetin-Dosis erhöht werden. Außerdem muss der Säure-Basen-Haushalt regelmäßig kontrolliert werden. Heparin kann während der Schwangerschaft eingesetzt werden, da es nicht die Plazenta passiert. Alles in allem kann bei intensiver Betreuung und Zusammenarbeit zwischen Nephrologen, Gynäkologen bzw. Pädiatern auch eine Dialysepatientin eine erfolgreiche Schwangerschaft erleben.

Dialysepatientinnen mit Menstruationszyklen, die sich keine Kinder wünschen, sollten sich über die Möglichkeiten der Verhütung beraten lassen (Pille, Intrauterinpessar, Kondome).

Sexualfunktion bei männlichen Dialysepatienten: Nach bisherigen Untersuchungen sind 20 bis 60 % der männlichen Dialysepatienten in unterschiedlichem Grad impotent. Auch die Libido und die Fertilität (Fähigkeit, Kinder zu zeugen) sind vermindert.

Es werden weniger männliche Geschlechtshormone (Testosteron) produziert und weniger Samenflüssigkeit mit einer niedrigen Zahl von Spermien, die in ihrer Beweglichkeit eingeschränkt sind. Dagegen ist die Funktion der Hirnanhangsdrüse (Hypophyse) im Gehirn meist nicht beeinträchtigt. Die sexuellen Funktionsstörungen sind jedoch nicht allein durch die genannten hormonellen Störungen, sondern auch durch Gefäßveränderungen, Störungen des Nervensystems u. a. bedingt.

Die Gabe von Testosteronsubstitution und – bei niedrigen Serumzinkwerten – von Zink (z. B. 50 mg Zinkazetat®/Tag) kann helfen. Ist dies nicht der Fall, kann – immer nur in Absprache mit dem Nephrologen – Viagra® in reduzierter Dosierung zum Einsatz kommen.

Mit einer Nierentransplantation sind sexuelle Störungen bei Frauen und Männern zu beheben. Frauen bekommen wieder regelmäßig ihre Periode und können gesunde Kinder gebären. Voraussetzungen dafür sind eine gute und stabile Funktion der neuen Niere, ein Eintritt der Schwangerschaft frühestens 2 Jahre nach der Nierentransplantation, ein normaler Blutdruck, das Fehlen von Eiweiß im Urin, keine Abstoßungen, Möglichkeit einer niedrig dosierten Immunsuppression, keine Behinderung des Harnabflusses, keine Entzündung der inneren Geschlechtsorgane.

Langzeitkomplikationen

Die Dialyse kann lediglich Teilfunktionen der Nieren, auf keinen Fall die Gesamtfunktion übernehmen. Ein Abfall von Harnstoff und Kreatinin im Blut zeigt zwar an, dass die Entgiftung funktioniert. Aber es gibt viele andere Substanzen, die wir entweder nicht bestimmen können oder noch nicht kennen. Je kleiner die Porengröße der Membran, desto mehr Giftstoffe verbleiben im Organismus. Je größer die Porenöffnung (offene Membran bzw. High-Flux-Membran), umso größer ist die Gefahr des Verlustes von Substanzen, die der Körper eigentlich benötigt, z. B. Eiweiße und Hormone.

Deshalb können sich langfristig Organstörungen entwickeln, über die Sie Bescheid wissen sollten. Doch durch die bereits beschriebene angepasste Lebensweise und eine ausreichend lange Dialysezeit mit modernen Verfahren lassen sich solche Langzeitkomplikationen reduzieren. Haben Sie Vertrauen zu Ihrem behandelnden Arzt. Er wird mögliche Störungen rechtzeitig erkennen und eine gezielte Behandlung einleiten.

Herz-Kreislauf-System

Hoher Blutdruck (Hypertonie)

Die Mehrzahl der Patienten mit einem chronischen Nierenversagen weist z. B. zu Beginn der Dialysebehandlung einen hohen Blutdruck (oberer Wert konstant über 130 mmHg und/oder unterer Wert über 85 mmHg) auf. Davon spüren die meisten Patienten nichts. Nur manchmal kann sich ein erhöhter Blutdruck mit Kopfschmerzen oder Schwindelgefühl äußern.

Ursache des Bluthochdrucks ist in den meisten Fällen eine Überwässerung des Körpers, die besonders bei Eintritt der Dialysepflicht mit einer Kochsalzüberladung einhergeht. Daher normalisiert sich der Blutdruck in vielen Fällen nach einigen Wochen der Dialysebehandlung durch den Kochsalzentzug und durch das Einstellen des Sollgewichtes.

Reichen diese Maßnahmen nicht aus, müssen blutdrucksenkende Medikamente eingesetzt werden. Unverzichtbar ist

MASSNAHMEN

- Dialysebegleitende Ultrafiltration zum Erreichen des Sollgewichtes;
- kochsalzarme Diät bis maximal 6 g Kochsalz täglich;
- möglichst geringe Gewichtszunahmen von maximal 3 % des Sollgewichtes zwischen den Dialysen.

heute eine 24-Stunden-Blutdruckmessung. Sie erlaubt eine angepasste Dosierung der blutdrucksenkenden Medikamente zu verschiedenen Tageszeiten.

Niedriger Blutdruck (Hypotonie)

Zunehmend häufiger wird bei langjährigen Dialysepatienten ein niedriger Blutdruck ohne erkennbare Ursache beobachtet. Wenn Behandlungsmaßnahmen wie Erhöhung der Natriumkonzentration in der Dialysierflüssigkeit, der Einsatz verschiedener Ultrafiltrationsprofile oder eine medikamentöse Behandlung nicht erfolgreich sind, kann eine Umstellung auf andere Blutreinigungsverfahren (Hämofiltration, Hämodiafiltration, Bauchfelldialyse) versucht werden.

Verkalkungen der Gefäße (Arteriosklerose)

Die arteriosklerotischen Veränderungen der Blutgefäße sind ein jahrzehntelanger Prozess, der erst in der Spätphase Beschwerden macht. Dazu gehören:

- Angina-pectoris-Anfälle (»Enge im Brustkorb«);
- Herzinfarkt durch Verschluss von Herzkranzgefäßen;
- Störungen der Hirndurchblutung bis zum Schlaganfall;
- schmerzhafte Störungen der Gliedmaßendurchblutung (arterielle Verschlusskrankheit) oder Organdurchblutung im Bauch.

Arteriosklerotische Veränderungen werden durch Faktoren wie Rauchen, Bluthochdruck, Fettstoffwechselstörungen und Diabetes mellitus begünstigt. Die Entwicklung der Arteriosklerose lässt sich aufhalten, wenn man diese Risikofaktoren beseitigt bzw. behandelt.

Herzmuskelschwäche (Herzinsuffizienz)

Unter einer Herzinsuffizienz versteht man die Unfähigkeit des Herzmuskels, die erforderliche Pumpleistung zu erbringen. Symptome sind Flüssigkeitseinlagerung im Gewebe (Ödeme) und Atemnot.

Mehrere Faktoren können beim Dialysepatienten eine Herzinsuffizienz hervorrufen:

- Gesteigerte Druckbelastung des Herzens durch Bluthochdruck;
- Volumenbelastung des Herzens durch Wasser- und Salzeinlagerung sowie durch ein sehr hohes Fistelvolumen;
- Belastung des Herzens durch nicht ausgeschiedene Stoffwechselprodukte und durch Azidose (Übersäuerung des Blutes);

- Herzmuskelverkalkungen, Herzklappenverkalkungen;
- Stoffwechselerkrankungen wie Amyloidose.

Folgende Behandlungsmaßnahmen entlasten das Herz:
- Blutdrucksenkung in den Normbereich (130/85 mmHg);
- Senkung des Körpergewichtes auf das Sollgewicht und möglichst geringe Salz- und Flüssigkeitsaufnahme im Dialyseintervall;
- Verminderung der Belastung mit Schlackenstoffen durch Erhöhung der Dialysezeit;
- Gabe von herzstärkenden Medikamenten in Kombination mit Medikamenten, die gefäßerweiternd wirken; Behandlungsversuch mit hoch dosierten wassertreibenden Medikamenten (Diuretika) bei Urinausscheidung über 1 000 ml/Tag.

Herzbeutelentzündung (Perikarditis)

Tritt bei einem Patienten mit chronischem Nierenversagen eine Herzbeutelentzündung auf, muss sofort mit der Dialysebehandlung begonnen werden. Durch einen frühzeitigen Dialysebeginn lässt sich diese Komplikation oft ganz vermeiden. Während der Dialyse kann eine sogenannte »dialysebedingte« Perikarditis auftreten. Begünstigend dafür wirken:
- unzureichende Dialysedauer und/oder Dialysehäufigkeit;
- zu geringer Blutfluss bei Fistelkomplikationen;
- Volumenbelastung durch Überwässerung;
- Infektionen durch Bakterien und Viren;
- Abbau von Körpersubstanz (Katabolismus) durch Hunger, durch schwere Infektionen oder infolge von schweren Operationen;
- Überfunktion der Nebenschilddrüsen; hohe Harnsäurewerte.

Symptome:
- Erhöhte Körpertemperatur, schmerzhaftes Reiben hinter dem Brustbein (besonders im Liegen und bei tiefem Einatmen);
- Pulsbeschleunigung.

Therapie:
- Sofortige Intensivierung der Dialysebehandlung durch längere Dialysezeit, häufigeres Dialysieren und Einsatz effektiverer Dialysatoren;
- minimale Heparingabe, um Einbluten in den Herzbeutel zu vermeiden;
- Punktion des Herzbeutels bei Ansammlung von Flüssigkeit (Perikarderguss) oder operative Versorgung (Perikardiotomie bzw. Perikardektomie).

Unregelmäßiger Herzschlag (Arrhythmie)

Arrhythmien während der Dialyse hängen häufig mit einem Blutdruckabfall unter der Behandlung oder hohen Kaliumwerten im Blut zusammen. Besonders gefährdet sind Patienten mit einer Herzschädigung und Diabetiker. Das Risiko für Arrhythmien kann durch bestimmte blutdrucksenkende Medikamente (sogenannte AT-1-Rezeptorantagonisten) deutlich reduziert werden.

Herzinnenhautentzündung (Endokarditis)
Eine Herzinnenhautentzündung kann sich bei Dialysepatienten auf dem Boden von bakteriellen Infektionen entwickeln. Vor allem an den Punktionsstellen oder in der Umgebung des Gefäßzuganges besteht ein ständiges Infektionsrisiko. Eine Herzinnenhautentzündung macht eine

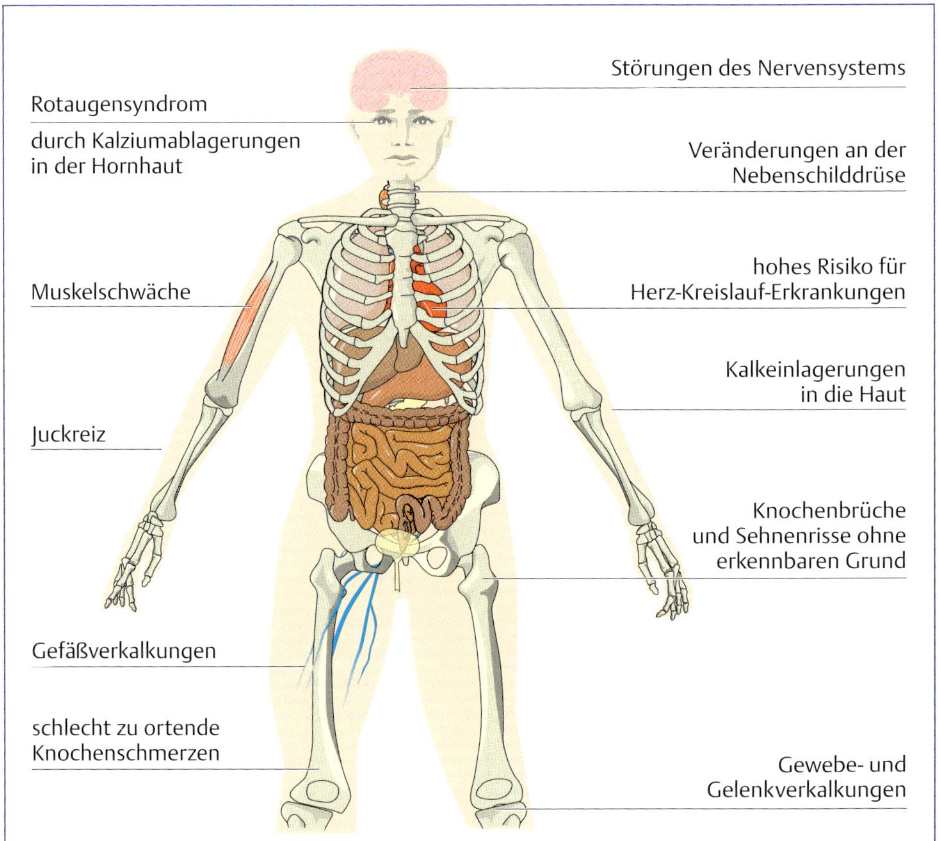

▲ Abb. 21: Folgen eines langfristigen Vitamin-D-Mangels.

MASSNAHMEN

Wichtigste Maßnahmen zur Behandlung von Knochenstoffwechselstörungen:

- Konsequente Senkung des Phosphatwertes im Serum unter 1,8 mmol/l (Zielwert 1,1 bis 1,78 mmol/l); anzustrebende Kalziumwerte zwischen 2,1 und 2,37; mmol/l (nicht über 2,54 mmol/l);
- Vermeidung eines Kalzium-Phosphat-Produktes über 4,4 mmol/l;
- Vitamin-D-Substitution bei niedrigen Blutwerten und fehlenden Hinweisen auf eine Überfunktion der Nebenschilddrüse;
- Vitamin-D-Stoßtherapie zur Blockierung der Parathormonausschüttung aus den Nebenschilddrüsen bei deren Überfunktion;
- bei Ineffektivität und/oder zu hohen Kalziumwerten Einsatz eines Kalzimimetikums.
- Gelingt es nicht, mit den o.g. Maßnahmen die Überfunktion der Nebenschilddrüsen zu bremsen und die Parathormonspiegel im Blut in einen gewünschten Bereich zwischen 16,5 und 33 mmol/l zu senken, muss eine chirurgische Entfernung der Nebenschilddrüsen erfolgen.
- Vermeidung einer Aluminiumanreicherung im Körper durch kritischen Einsatz von aluminiumhaltigen Phosphatbindern, Behandlung durch Gabe eines Chelatbinders.

wochenlange antibiotische Behandlung erforderlich.

Knochenstoffwechselstörung (renale Osteopathie)

Es gibt kaum einen Dialysepatienten, der keine Knochenveränderungen entwickelt. Für die Entstehung der renalen Osteopathie gibt es zwei Hauptursachen:

- die Überfunktion der Nebenschilddrüse;
- der Mangel an aktivem Vitamin D (Abb. 21).

Zusätzlich spielen die Aluminiumanhäufung im Knochen und die Übersäuerung des Blutes eine Rolle.

Die wichtigsten Symptome der renalen Osteopathie sind Knochenschmerzen und Knochenbrüche. Die Schmerzen sind oft schwer lokalisierbar, wechseln stark in der Intensität, können plötzlich auftreten oder auch langsam fortschreitend zunehmen. Die am häufigsten befallenen Regionen sind Rücken, Hüft- und Kniegelenke, die Beine und die Rippen. Die Beschwerden können bei körperlicher Belastung, nach abrupten Bewegungen, beim Pressen u.a. zunehmen. Des Weiteren können Muskelschmerzen auftreten.

Dialysevorgang

Störungen des Nervensystems

Gehirn

Der Begriff Enzephalopathie (»encephalon« ist griechisch und bedeutet Gehirn) kennzeichnet eine krankhafte, nicht entzündliche Hirnveränderung, die verschiedene Ursachen haben kann. Symptome sind Reizbarkeit, Müdigkeit, Teilnahmslosigkeit, Stimmungsveränderungen, Konzentrationsstörungen, Kopfschmerzen, Erbrechen, Übelkeit bis hin zu Krampfanfällen, Desorientiertheit und Bewusstlosigkeit.

Werden diese Symptome durch zu hohen Blutdruck oder Mineralverschiebungen ausgelöst, dann verschwinden die Beschwerden nach Behebung der Ursache.

Beim langjährigen Dialysepatienten kann ein Zustand auftreten, den man als »chronisch urämische Enzephalopathie« bezeichnet. Typisch sind Wesensveränderungen, Gedächtnisstörungen und ein Nachlassen intellektueller Fähigkeiten. Die Ursachen sind noch nicht ausreichend geklärt.

Eine spezielle Form war in der Vergangenheit die Aluminiumenzephalopathie, die meist innerhalb von 6 bis 15 Monaten zum Tode führte. Auch schwere Knochenveränderungen gingen damit einher. Seit der Anwendung der Umkehrosmose zur Wasseraufbereitung und der Vermeidung aluminiumhaltiger Phosphatbinder sind die gefürchteten Krankheitsbilder der Aluminiumenzephalopathie sowie der aluminiumbedingten Knochenstörung und Blutbildbeeinträchtigung (Anämie) nur noch ganz selten zu beobachten.

Letztlich ist aber jeder Dialysepatient mit Zunahme der Dialysejahre dem Problem der Aluminiumvergiftung ausgesetzt, da eine ständige Aufnahme von Aluminium über Nahrung und Getränke erfolgt. Um so wichtiger ist es, alle möglichen Aluminiumquellen auszuschalten. Mithilfe des Desferal-Testes kann festgestellt werden, ob sich zu viel Aluminium im Organismus angereichert hat. Bei positivem Test wird Desferal zur Behandlung eingesetzt.

Peripheres Nervensystem

Kribbeln und schmerzhafte Missempfindungen an den Füßen weisen auf eine Störung des willkürlichen Nervensystems hin (periphere Neuropathie). Besonders gefährdet sind Personen, deren Nerven durch Alkohol oder Zuckerkrankheit bereits vorgeschädigt sind. Bei einer ausreichenden Dialyse sind schwere Formen dieser Erkrankung selten (etwa 3 %).

Eine Schädigung des unwillkürlichen Nervensystems (autonome Neuropathie) kann sich z. B. an einer verminderten Fähigkeit zur Schweißbildung, Neigung zu Blutdruckabfällen während der Dialyse und Geschmacksstörungen sowie Erbrechen nach der Mahlzeit ohne Übelkeit zeigen. Betroffen sind besonders Diabetiker.

Infektionen

Bei Dialysepatienten ist die Funktion der weißen Blutzellen (Leukozyten) und damit die zelluläre Immunabwehr gestört. Daraus ergeben sich zwei klinische Besonderheiten:

- erhöhte Neigung zu bakteriellen Infektionen und Viruserkrankungen;
- verminderter Impfeffekt.

Die gestörte Zellabwehr hat bei vielen Dialysepatienten eine niedrige Körpertemperatur (< 36 °C) zur Folge. Aber auch die Fähigkeit des Körpers, auf krankhafte Erreger mit einer Temperaturerhöhung zu reagieren, ist vermindert. Deshalb können schwere Infektionen ohne Fieber ablaufen.

Bakterielle Infektionen

Übliche Hautkeime (Staphylokokken, Streptokokken u. a.), die unter normalen Umständen harmlos sind, können bei gestörter Zellabwehr gefährlich werden und z.B. zu einer Sepsis (»Blutvergiftung«) führen. Auch andere Infektionen wie Herzinnenhautentzündung, Hirnhautentzündung und Knochenhautentzündung können durch Hautkeime ausgelöst werden. Die Haupteintrittspforte für diese Keime sind Fistelpunktionsstellen und zentrale Katheter, die überbrückend bei Fistelverschluss gelegt werden müssen.

Als weitere bakterielle Infektionen kommen vor:

- Harnwegsinfekte, vor allem bei Patienten mit Zystennieren und Patienten mit neurogener Blasenstörung (z.B. Diabetes mellitus);
- Lungenentzündung (Pneumonie);
- Infektionen im Bauchraum;
- Bauchfellentzündung bei CAPD-Patienten;
- Tuberkulose (selten);
- Infektionen mit MRE (multiresistenten Erregern).

Die breite Anwendung von Antibiotika ist der Hauptgrund dafür, dass Bakterien Resistenzen gegenüber bestimmten Antibiotika entwickeln. Insbesondere MRSA (methicillinresistenter Staphycoccus aureus) stellen weltweit ein zunehmendes Problem dar. Die MRSA besiedeln vor allem den Nasen-Rachen-Bereich, von wo sie sich auf andere Hautbereiche und Schleimhäute ausbreiten können. Übertragen werden die Keime vorwiegend über die Hände von Mensch zu Mensch, insbesondere von Patienten zu medizinischem Personal und weiteren Patienten, auch auf Geräte, Kittel, Bettwäsche usw. Durch Einhaltung strenger Hygieneregeln, räumlicher Trennung von Patienten mit Keimnachweis und gezielte Antibiotikatherapie kann die Ausbreitung eingedämmt werden.

Dialysevorgang

Viele bakterielle Infektionen haben ihren Ausgangspunkt in defekten Zähnen. Deshalb sollten Sie als Dialysepatient regelmäßig (1 × bis 2 × im Jahr) zum Zahnarzt gehen, auch wenn keine Beschwerden bestehen.

Virusinfektionen

Virushepatitis: Unter Virushepatitis versteht man eine durch Viren verursachte Leberentzündung. Es gibt 5 Hepatitisformen, ausgelöst durch 5 unterschiedliche Viren (A, B, C, D, E). Nur die Erreger der Hepatitis B, C und D werden auf dem Blutweg übertragen und können chronisch verlaufen. Besonders die Hepatitis B und C können so in Dialysezentren verbreitet werden. Gastdialysen in Ländern mit niedrigem Hygienestandard und höherer Hepatitis-B-Häufigkeit sollten deshalb unterbleiben.

Dialysepatienten, die das Hepatitis-B-Virus im Blut haben, können mit einer Blutuntersuchung auf das sogenannte »HBs-Antigen« oder »Australia-Antigen« erfasst werden (»gelbe« Patienten). Diese Patienten müssen in einer speziellen Dialyseabteilung behandelt werden.

Hepatitis-B-Viren können die intakte Dialysemembran eines Low-Flux-Dialysators nicht passieren, wohl aber die von High-Flux-Dialysatoren, Hämofiltern und das Bauchfell. Das bedeutet, die Dialysierflüssigkeit bei der Verwendung von High-Flux-Dialysatoren, Hämofiltern und bei der Peritonealdialyse ist infektiös!

Die »HBs-Antigen«-negativen Patienten (»weiße« Patienten) werden gegen die Hepatitis B geimpft. Leider reagieren nur etwa 60% darauf mit der Bildung von Antikörpern. Patienten mit einem chronischen Nierenversagen sollten deshalb bereits geimpft werden, wenn der Dialysebeginn absehbar ist, da dann mit einer erhöhten Bildung von Antikörpern zu rechnen ist.

Die Dauer des Impfschutzes wird durch Kontrolle der Antikörper (Anti-HBs-Titer) überwacht. Bei Abfall des Titers unter einen bestimmten Grenzwert muss eine Auffrischungsimpfung (»Boosterung«) erfolgen.

Durch die Möglichkeit der Impfung, sorgfältige hygienische Maßnahmen und kaum noch erforderliche Bluttransfusionen ist die Häufigkeit der B-Hepatitis von 12,8% im Jahre 1978 auf 1,4% im Jahre 1998 zurückgegangen. Eine natürlich erworbene Hepatitis-B-Erkrankung führt normalerweise in ca. 90% der Fälle zur Immunität, bei Dialysepatienten jedoch nur in 10 bis 25%. Die Dialysepatienten sind aufgrund ihrer Immunabwehrschwäche nur begrenzt in der Lage, das Hepatitis-B-Virus aus dem Körper zu entfernen. Deshalb werden gehäuft chronische Verläufe der Erkrankung beobachtet.

Hepatitis C: Diese Form wird wie die Hepatitis B übertragen. Nur 0,4 bis 1,3 % der Normalbevölkerung erkranken an einer Hepatitis C, während es bei Dialysepatienten 4,2 % im Jahre 1998 waren. Trotz des meist milden Krankheitsverlaufes ist die Hepatitis C ein ernstes Problem, da sie in etwa 50 % der Fälle chronisch verläuft. In den europäischen Dialysezentren überwiegt inzwischen die Hepatitis C im Vergleich zur Hepatitis B.

Leider besteht zum gegenwärtigen Zeitpunkt noch keine Möglichkeit der aktiven und passiven Impfung gegen Hepatitis C. Der Nachweis von Antikörpern gegen das Hepatitis-C-Virus im Blut erlaubt keine Differenzierung zwischen einer vorliegenden und einer überwundenen Hepatitis-C-Virus-Infektion. Hingegen ist der Nachweis der Virus-RNA im Blut mithilfe der Polymerase-Ketten-Reaktion (PCR) ein recht sicherer Hinweis einer bestehenden Virusausschüttung in das Blut (Virämie) mit Infektiosität.

Dialysepatienten mit einem positiven Antikörpernachweis sollten an isolierten Dialysemaschinen behandelt werden. Wenn keine Gegenanzeigen bestehen, wird bei aktiver Hepatitis B und C ein Behandlungsversuch mit einer antiviralen Substanz empfohlen.

Andere Virusinfektionen: Am häufigsten treten Herpesvirusinfektionen auf. Infektionen mit dem Epstein-Barr-Virus (verursacht eine Mononukleose) und Zytomegalievirus-Infektionen sind weitere Bedrohungen für Dialysepatienten. Auch eine Influenza (Grippe) kann für Dialysepatienten gefährlich werden. Deshalb gilt, dass sich jeder Dialysepatient unabhängig vom Alter regelmäßig gegen Grippe impfen lassen sollte.

AIDS

Auch Dialysepatienten, die in früherer Zeit häufig Bluttransfusionen erhielten, gehören im weiteren Sinne zur Risikogruppe für AIDS (acquired immune deficiency syndrome). Glücklicherweise ist jedoch nach heutigem Kenntnisstand die Zahl der nach Blutübertragung infizierten Dialysepatienten geringer als ursprünglich befürchtet.

Eine AIDS-Infektion wird durch das Auftreten von HIV-Antikörpern im Blut nachgewiesen. Für die Durchführung eines AIDS-Testes in Dialysezentren gibt es derzeit keine gesetzlichen Bestimmungen. In den meisten Zentren wird eine Untersuchung pro Jahr durchgeführt. Diese setzt das schriftliche Einverständnis des Patienten voraus.

Der Anteil der Dialysepatienten, die an AIDS erkrankt sind, liegt in Europa, vor allem in Deutschland, deutlich unter 1 %. An AIDS erkrankte Dialysepatienten sind wie infektiöse Hepatitis-B-Patienten zu führen.

Impfungen

Patienten mit chronischer Niereninsuffizienz benötigen einerseits einen ausreichenden Impfschutz, bilden aber oft nicht genügend Antikörper. Es gibt keinen Unterschied zwischen Hämodialyse- und Bauchfelldialysepatienten. Bei Nierentransplantierten ist die Immunantwort jedoch noch schlechter. Wenn immer möglich, sollte deshalb bereits in frühen Stadien einer Niereninsuffizienz geimpft werden. Folgende Impfungen sind dabei von besonderer Wichtigkeit:

- Hepatitis-B-Impfung;
- Influenza A und B (Grippe);
- Pneumokokken-Impfung;
- Tetanus und Keuchhusten (gegebenenfalls kombinieren mit Polio);
- Haemophilus influenzae;
- Varizellen;
- Masern;
- Frühsommer-Meningo-Enzephalitis (nur in Endemiegebieten).

Diese Impfungen sollten insbesondere komplett abgeschlossen sein, wenn der Patient für eine Transplantation vorgesehen ist.

Reisen in Gebiete, wo besondere Schutzimpfungen gefordert werden (z. B. West-, Ost-, Zentralafrika: Gelbfieberimpfung, Malariavorsorge), sind für Dialysepatienten nicht zu empfehlen.

Tumorerkrankungen

Für die Entwicklung einiger Krebsarten besteht während der Dialysebehandlung ein erhöhtes Risiko. Dazu gehören Nieren-, Gebärmutter- und Prostatakarzinome. Umgekehrt ist bei Patienten mit Analgetikanephropathie (s. Abschnitt »Die wichtigsten Ursachen eines chronischen Nierenversagens«) die Häufigkeit von Tumoren des Nierenbeckens erhöht, ebenso bei angeborenen Zystennieren oder sekundären zystischen Umwandlungen nach Dialysebeginn. Durch routinemäßige Untersuchung der geschrumpften oder zystisch veränderten Nieren mittels Sonografie oder Computertomografie sowie durch zystoskopische und zytologische Untersuchungen des Urins ist die Früherkennung eines bösartigen Tumors im Bereich des harnableitenden Systems möglich.

Hautveränderungen

Als Konsequenz des chronischen Nierenversagens ist die Haut vieler Dialysepatienten trocken und fahlgelb verfärbt. Dafür sind eine verminderte Hautdurchblutung, gestörte Schweißbildung und vermehrte Ablagerung von Farbstoffen, die bei Nierengesunden mit dem Urin ausgeschieden werden, verantwortlich. Außerdem besteht bei Nierenkranken eine Neigung zu Hautinfektionen (z. B. Furunkel) und Pilzerkrankungen der Nägel.

Das wichtigste Hautproblem ist der Juckreiz. Dieser kann vorübergehend oder ständig, am ganzen Körper oder örtlich auftreten und von unterschiedlicher Intensität sein. Der Rücken, die Arme, der Kopf, Nase und Ohren sind die am häufigsten betroffenen Regionen. Viele Patienten verspüren eine Zunahme des Juckreizes in der Nacht. In vielen Fällen bildet sich der Juckreiz unter der Dialyse zurück. Er kann aber auch verstärkt auftreten, insbesondere durch die Zunahme der Hauttrockenheit während der Dialyse infolge der Ultrafiltration. Die Ursachen des Juckreizes sind nicht exakt geklärt. Mögliche Faktoren sind:

- Urämiegifte;
- erhöhtes Kalzium-Phosphat-Produkt über 5,5 mmol/l;
- Überfunktion der Nebenschilddrüse;
- allergische Reaktionen durch Heparin, selten durch freigesetzte Substanzen aus der Dialysemembran und dem Blutschlauchsystem.

Trotz Juckreiz sieht die Haut äußerlich unauffällig aus. Durch Kratzen entstehen aber oberflächliche Veränderungen, zum Teil blutige Krusten, Pusteln, Knötchenbildungen usw.

Therapiemöglichkeiten:

- Behandlung der Hauttrockenheit;
- Verlängerung der Dialysezeit;
- Verwendung von Dialysatoren ohne Ethylenoxydsterilisation;
- Kontrolle des Kalzium- und Phosphatstoffwechsels;
- operative Nebenschilddrüsenentfernung bei Überfunktion;
- juckreizlindernde Medikamente;
- Schmerzmedikamente.

ACHTUNG

Zur Behandlung verschiedener Hauterkrankungen mit Juckreiz werden oft harnstoffhaltige Zubereitungen vom Arzt verordnet. Beim chronischen Nierenversagen sollte auf eine großflächige lokale Behandlung mit harnstoffhaltigen Präparaten verzichtet werden.

Die in der Literatur immer wieder empfohlene Fototherapie mit ultraviolettem Licht als Eigenblutbestrahlung oder Ganzkörperbestrahlung hat keinen überzeugenden Effekt gebracht.

Gegen die Hauttrockenheit können Sie mit öligen Badezusätzen (z.B. Balneum Hermal) oder Benutzung von Fettcremes etwas tun. Auf häufiges Waschen mit normalen Seifen sollten Sie verzichten, da die Haut hierdurch noch mehr austrocknet und ihr Säureschutzmantel zerstört wird. Besser geeignet sind saure Seifen (z.B. Sebamed). Die Temperatur des Badewassers sollte 38 °C nicht überschreiten. Wärmeres Wasser fördert den Juckreiz.

Dialysevorgang

Störungen des blutbildenden Systems

Mangel an roten Blutkörperchen (renale Anämie)

Rote Blutkörperchen (Erythrozyten) enthalten den roten Blutfarbstoff Hämoglobin, der die Aufgabe hat, Sauerstoff in der Lunge aufzunehmen und ihn von dort überall hin zu transportieren, wo er gebraucht wird: zu allen Organen, dem Gehirn oder der Muskulatur. Liegt ein Mangel an roten Blutkörperchen vor, wird der Körper nicht ausreichend mit Sauerstoff versorgt. Eine Anämie entwickelt sich bei allen Patienten mit chronischem Nierenversagen, sobald die glomeruläre Filtrationsrate unter 60 ml/min. (Stadium 3 der chronischen Niereninsuffizienz) abfällt, bei Diabetikern schon früher. Man spricht deshalb von einer renalen, d.h. nierenbedingten Anämie. Mit zunehmender Einschränkung der Nierenfunktion verschlechtert sich auch die Anämie weiter.

Hauptursachen der renalen Anämie sind:

- Erythropoetinmangel (s. Abschnitt »Das Leben zwischen den Dialysen«): Angeregt durch das Hormon Erythropoetin produziert das Knochenmark nach Bedarf, z.B. auch nach Blutverlusten, neue Erythrozyten. Fast das gesamte Erythropoetin wird in den Nieren gebildet. Nimmt in Folge einer chronischen Nierenerkrankung die Erythropoetin-Produktion ab, fehlt dem Knochenmark das Signal, ausreichend neue rote Blutkörperchen zu bilden – es entwickelt sich eine Anämie.
- Typisch bei Nierenerkrankungen ist auch eine Verkürzung der Überlebensdauer der roten Blutkörperchen auf 20 bis 30 Tage durch das urämische Milieu (normalerweise beträgt die Überlebensdauer ca. 100 Tage).
- Zusätzliche kann die Anzahl der roten Blutkörperchen durch geringe Blutverluste (Restblut im Dialysator, Blutuntersuchungen, unsichtbare Blutungen im Magen-Darm-Trakt, gynäkologische Blutungen, Eisen- oder Vitaminmangel) abnehmen.

Die wichtigsten Symptome einer Blutarmut, bedingt durch die Minderversorgung des Körpers mit Sauerstoff, sind:

Müdigkeit, körperliche Abgeschlagenheit, Kurzatmigkeit bei Belastung, Herzklopfen, Kopfschmerzen, Schlafprobleme, Konzentrationsschwierigkeiten, Gedächtnisstörungen, Kältegefühl.

Therapie:

- Eisensubstitution intravenös, wenn ein Eisenmangel vorliegt;
- die Erythropoetingabe wird heute empfohlen, wenn ein Hämoglobinwert von 6,8 mmol/l (11 g/dl) unterschritten wird; keine Vollkorrektur der Anämie,

die Zielwerte sollten zwischen 6,8–7,5 mmol/l (11–12 g/dl), jedoch nicht über 8,1 mmol/l (13 g/dl) liegen; größere Hämoglobinschwankungen sind zu vermeiden;
- effektive Dialysebehandlung, um die urämische Schädigung von Knochenmark und roten Blutkörperchen zu mindern;
- Minimierung der Blutverluste durch konsequente Rückführung des Blutes aus dem Dialysator und dem Schlauchsystem in die Blutbahn (Retransfusion).

Weiße Blutkörperchen (Leukozyten)

Dialysepatienten sind in höherem Maße infektanfällig. Dies beruht sowohl auf einer verminderten Antikörperproduktion als auch auf einer Beeinträchtigung der Funktion der weißen Blutzellen.

Blutplättchen (Thrombozyten)

Störungen der Thrombozytenfunktion können sowohl zu einer Verlängerung der Blutungszeit und damit zu einer verstärkten Blutungsneigung als auch zu einer verstärkten Gerinnselbildung mit den Folgen einer Thrombose, vorwiegend in der Fistelregion, führen.

Probleme des Verdauungstraktes

Urämiegifte werden auch über die Schleimhäute abgegeben, sodass es von der Zahnleiste bis zum After zu Reizungen und Entzündungen im Bereich des gesamten Verdauungstraktes kommen kann. Viele Medikamente, die bereits beim Gesunden eine Entzündung in diesem Bereich, speziell der Magenschleimhaut oder des Zwölffingerdarms hervorrufen können, bewirken beim Nierenkranken mit seiner vorgeschädigten Schleimhaut eine zusätzliche Schädigung. Dies gilt besonders für Schmerz- und Rheumamittel sowie für Kortison-Präparate.

Typische Anzeichen sind:
- metallischer Geschmack und Mundgeruch durch erhöhten Ammoniakgehalt des Speichels;
- schmerzhafte Entzündungen der Mund- und Speiseröhrenschleimhaut, die oft mit einer zusätzlichen Pilzinfektion einhergehen.

Urämische Magenschleimhautentzündungen (Gastritis) gehen oft mit unsichtbaren Blutverlusten einher und können die Ursache einer nicht erklärbaren oder einer sich ständig verstärkenden Anämie sein.

MASSNAHMEN

- Sorgfältige Mundhygiene mit Zahnsanierung;
- nach jedem Essen Zähne putzen;
- Aufbringen von Vaseline bei trockenen Lippen;
- Einnahme von Kunstspeichel bei sehr trockener Schleimhaut;
- Lutschen von Drops oder Kauen von Kaugummi.

Sichtbare Blutungen (d. h. rotes Blut oder »Teerstuhl«) sind ein Alarmzeichen und erfordern sofortiges ärztliches Eingreifen zur Abklärung der Blutungsquelle.

Eine Entzündung der Bauchspeicheldrüse (Pankreatitis) wird beim chronischen Nierenversagen durch eine Überfunktion der Nebenschilddrüsen, Erhöhung des Kalziumspiegels im Blut, Alkoholmissbrauch und Gallensteine begünstigt.

Unter einer laufenden Dialysebehandlung kommt es häufig zu Stuhlverstopfungen (Obstipation), vor allem bedingt durch Schwankungen im Wasser- und Elektrolythaushalt und der Notwendigkeit, phosphat- und kaliumsenkende Medikamente einzunehmen. Die Obstipation zieht das gehäufte Auftreten von Divertikulose (sackförmige Ausstülpungen am Dickdarm) und Divertikulitis (Entzündung von Divertikeln) nach sich.

Nehmen Sie bei Verstopfung nicht eigenmächtig irgendwelche Abführmittel ein. Denn diese enthalten zum Teil Substanzen, die für Sie gefährlich werden können (z. B. Magnesium).

Durchfall (Diarrhö) kommt bei Dialysepatienten eher selten vor. Neben bakteriellen Ursachen (Salmonellen!) muss auch an Virusinfekte und eine vorausgegangene antibiotische Behandlung als Ursache gedacht werden. Beim Diabetiker kann Durchfall auf einer autonomen Polyneuropathie beruhen, beim CAPD-Patienten muss man auch an eine Peritonitis denken. Ein Wechsel zwischen Obstipation und Diarrhö wird nicht selten bei Tumorerkrankungen des Darmes beobachtet und stellt eine abklärungsbedürftige Situation dar.

Von den genannten Organkomplikationen bei Langzeitdialyse sind es vor allem die Herz-Kreislauf-Komplikationen sowie die Auswirkungen auf die Knochen und auf das Nervensystem, die den Rehabilitationserfolg einschränken.

Diabetes und Nierenversagen

Alle bisher genannten Aspekte gelten natürlich auch für Diabetiker, die nicht nur in Deutschland, sondern in der gesamten westlichen Welt einen kontinuierlich wachsenden Anteil der Patienten mit terminaler Niereninsuffizienz stellen. Insbesondere Typ-2-Diabetiker machen derzeit bis zu 40%, in manchen Bundesländern sogar bis 50% der Dialysepatienten aus. Für Diabetiker gelten eine Reihe von Besonderheiten, die hier kurz gesondert besprochen werden sollen.

1. Ein Diabetiker mit beginnendem Nierenversagen braucht eine Betreuung durch ein Ärzteteam, zu dem der Hausarzt, ein Diabetesspezialist (Diabetologe), ein Augenarzt (Ophthalmologe) und ein Spezialist für Nierenerkrankungen (Nephrologe) gehören.
   Durch eine optimale Blutzuckerkontrolle, optimale Blutdruckeinstellung, konsequenten Rauchverzicht und eine medikamentöse Senkung der Fettwerte in den Normbereich ist es möglich, das Dialysestadium lange hinauszuzögern. Der Diabetiker sollte wissen: zuckerkranke Raucher werden früher und häufiger dialysepflichtig als Nichtraucher mit Diabetes.
2. Fünf Jahre nach Dialysebeginn leben noch ca. 80% der nichtdiabetischen Patienten, dagegen nur noch 30% der Diabetiker. Grund dafür ist, dass diese Patientengruppe zu spät dem Nierenspezialisten zugewiesen wird und die Dialyse zu spät beginnt.
3. Aufgrund ihrer allgemein schlechten Gefäßsituation und ihrer erhöhten Infektanfälligkeit sind Diabetiker besonders anfällig für Komplikationen. Deshalb müssen die Weichen für die Nierenersatztherapie schon im frühen Stadium einer eingeschränkten Nierenfunktion gestellt werden – viel früher als beim Nichtdiabetiker.

Dazu gehören die Anlage einer Fistel oder eines Bauchfelldialysekatheters sowie die Aktualisierung und Vervollständigung notwendiger Impfungen.

Hämodialyse und Bauchfelldialyse sind auch für den Diabetiker keine konkurrierenden, sondern alternative Verfahren. Neuere Untersuchungen zeigen allerdings bei jüngeren Patienten mit Diabetes mellitus einen Vorteil der Bauchfelldialyse gegenüber der Hämodialyse. Zu beachten ist, dass die Filterfunktion des Bauchfells nach 3 bis 4 Jahren nachlässt.

Hämodialyse bei Diabetikern

In der Regel liegt der Beginn der Dialyse beim Diabetiker früher (GFR < 15 ml/min./1,73 m^2) als beim Nichtdiabetiker (GFR < 10 ml/min./1,73 m^2). Der Grund dafür sind die häufig bestehenden Herz-, Kreislauf- und Gefäßerkrankungen, die Komplikationen begünstigen.

Hauptprobleme bei Diabetikern an der Dialyse sind:

- schlechtere Toleranz der Ultrafiltration;
- Stoffwechselstörungen (Übersäuerung, erhöhter Kaliumwert im Blut)
- erhöhte Infektionsgefahr;
- extreme Neigung zur Über- und Unterzuckerung;
- diabetisches Fußsyndrom (Fußpflegetraining, Entlastungsschuhe);
- Durst bei hohen Blutzuckerwerten mit der Gefahr der Überwässerung.

Bauchfelldialyse bei Diabetikern

Die Vorteile einer Bauchfelldialyse für den Diabetiker können folgendermaßen zusammengefasst werden:

- Die Restfunktion mit einer lang andauernden guten Urinausscheidung kann länger aufrechterhalten werden.
- Nach Nierentransplantation nimmt die neue Niere ihre Funktion schneller auf.
- Die metabolische Situation (bessere Einstellung der Blutzuckerwerte, bessere Fettwerte) kann durch die geringerer Glukosezufuhr mit den neueren Dialyselösungen deutlich gebessert werden.
- Die Patienten haben in der Regel eine bessere Lebensqualität durch die Möglichkeit, die Dialysebehandlung in den sozialen und beruflichen Alltag einzubauen.
- Ein Fortschreiten einer diabetischen Augenerkrankung kann verzögert werden.

Deshalb empfiehlt es sich, mit einer Bauchfelldialyse zu beginnen. Für einen mittelfristigen Zeitraum von 2 Jahren sind Hämodialyse und Bauchfelldialyse gleichwertige Therapieverfahren.

Nierentransplantation und kombinierte Nieren- und Bauchspeicheldrüsen-Transplantation.

Gerade bei Diabetikern sollte die Möglichkeit einer Nierentransplantation frühzeitig geprüft werden, da diese das Leben verlängern kann. Daten aus den USA zeigen, dass fünf Jahre nach einer erfolgreichen Nierentransplantation noch 75 bis 83 % der Patienten leben, aber nur 25 % der mit Hämodialyse oder Bauchfelldialyse behandelten Patienten.

Eine komplette Heilung der diabetischen Erkrankung und des Nierenversagens können Patienten mit einem **Diabetes mellitus Typ 1** durch die kombinierte Nieren- und Bauchspeicheldrüsen-Transplantation erwarten. Gegenüber der alleinigen Nierentransplantation ist das operative Vorgehen zwar komplizierter, bringt aber einen deutlich Überlebensvorteil.

Qualitätssicherung der Dialyse

In Deutschland werden derzeit (Stand 31.12.2006) 66 508 Patienten mit terminaler Niereninsuffizienz ambulant mit einem Dialyseverfahren behandelt. Hierzu stehen 1 200 Einrichtungen zur Verfügung, die eine flächendeckende, kontinuierliche Versorgung, auch beispielsweise im Rahmen einer Feriendialyse sicherstellen.

Folgende Ziele sollen durch die Dialysebehandlung erreicht werden:

- allgemeines Wohlbefinden und Belastbarkeit;
- Beseitigung der Urämie;
- guter Ernährungszustand, Appetit;
- gut kontrollierter Blutdruck;
- ausgeglichene Flüssigkeitsbilanz;
- gut behandelte Anämie;
- Korrektur der Azidose;
- Parameter des Knochen- und Mineralstoffwechsels im Zielbereich;
- ausgeglichener Elektrolythaushalt;
- ausgeglichener Säure-Base-Haushalt.

Um diese Kriterien zu erfüllen, muss eine ausreichende Effektivität der Dialyse gewährleistet sein. Sicher überlegen auch Sie manchmal »Wie viel Dialyse (»Dialysedosis«) brauche ich in der Woche, um ausreichend entgiftet zu sein?« Diese »Dialysedosis« wird am besten mit dem K-x-t/V-Wert beurteilt, dessen Bedeutung Sie kennen sollten, da Sie bei den Visiten damit konfrontiert werden.

Was bedeutet K x t/V?

Zugrunde liegt die sogenannte Harnstoffkinetik. Der ernährungsabhängige Harnstoffspiegel im Blut wurde dabei als mathematisch gut zu handhabende Urämiegröße definiert. Diese Substanz mit einem Molekulargewicht von 60 Dalton dient als »Stellvertreter« für andere Urämiegifte. Es konnte gezeigt werden, dass ein enger Zusammenhang zwischen dem Ausmaß der Harnstoffentfernung aus dem Blut während der Dialyse und der Erkrankungshäufigkeit von Dialysepatienten besteht. Am Ende einer komplizierten mathematischen Berechnung steht ein dimensionsloser Index für die Effektivität der Dialysebehandlung, den man als K x t/V bezeichnet. Dabei steht das K für Harnstoff-Clearance des Dialysators, t für die Dialysezeit und V für das Verteilungsvolumen von Harnstoff im

Körper. Die patientenbezogene Berechnung und Speicherung aller Daten für die Dialyseeffektivität ist mit modernen Computerverfahren in jedem Dialysezentrum sowohl für die Hämodialyse als auch für die Bauchfelldialyse möglich.

Die Zielwerte K x t/V für beide Behandlungsverfahren (Hämodialyse: ≥ 1,2; Bauchfelldialyse: wöchentlich > 1,9) sind eine wertvolle Orientierung für die Festlegung der Dialysezeit, des Dialyseintervalls bzw. der eingesetzten Dialyseflüssigkeitsmenge (Bauchfelldialyse). Darüber hinaus ist seit 2005 für Bauchfelldialysepatienten, die keine Urinausscheidung mehr haben, ein täglicher Flüssigkeitsentzug von 1 000 ml als neues Ziel klar festgelegt.

Nach heutigem Wissensstand beeinflusst die Dialysedosis die Morbidität (Steigerung der Erkrankungshäufigkeit, mehr Komplikationen) aber auch die Mortalität (Sterberate) von Dialysepatienten. Aus diesem Grunde hat der Gemeinsame Bundesausschuss (G-BA) in einer Sitzung vom 18.4.2006 einige Qualitätsparameter für eine angemessene Dialysebehandlung erarbeitet und die sogenannte »Qualitätssicherungsrichtlinien Dialyse« festgelegt. Bis zur Schaffung einer hinreichenden gesetzlichen Grundlage für den Umgang mit Sozialdaten regelt diese Richtlinie die Qualitätssicherung von Dialysebehandlungen übergangsweise auf der Grundlage einer vollständigen Anonymisierung der Patienten. Nach diesen gesetzlichen Vorgaben wird von allen an der vertragsärztlichen Versorgung beteiligten Dialysezentren gleichermaßen (nephrologische Praxen, KfH, PHV) für jeden gesetzlich versicherten Dialysepatienten die quartalsweise Meldung folgender Parameter an die Kassenärztliche Vereinigung gefordert (verbindlich seit 1.7.2007):

Bei Hämodialysevefahren:

1. Effektive Dauer der Dialysebehandlung ≥ 4 Stunden (unter effektiver Dauer der Dialyse versteht man nur die Zeit gleichzeitig strömenden Blutes und der Dialysierflüssigkeit durch den Dialysator).
2. Häufigkeit der Dialysebehandlung (≥ als 3 Dialysen/Woche)
3. Hämoglobin (6,2 mmol/l = ≥ 10 g/dl)
4. K x t/V (≥ 1,2).

Bei Peritonealdialyse:

1. wöchentlicher K x t/V (≥ 1,9)
2. Hämoglobin (≥10 g/dl oder 6,2 mmol/l)

Die Zahlen in Klammern geben den unteren Grenzwert an. Um die Dialysedosis vergleichbar zu machen, werden Einzel-

ACHTUNG

Unterschreiten ≥ 15 % der Patienten eines Dialysezentrums einen Grenzwert, wird dies als möglicher Hinweis auf Qualitätsmängel gewertet.

werte (Harnstoff und Körpergewicht vor und nach der Behandlung) übermittelt, aus denen später der K-x-t/V-Wert berechnet wird.

Jede Dialyseeinrichtung erhält eine Auswertung zurück, die die eigenen erzielten Ergebnisse in einen anonymisierten Vergleich zu allen Daten der anderen Dialyseeinrichtungen setzt.

In Abhängigkeit von der betreuenden Einrichtung gibt es verschiedene Programme, die das Ziel haben, die Qualität in der Dialysebehandlung zu messen und den Qualitätsstandard kontinuierlich und praxisorientiert weiterzuentwickeln. In den KfH-Zentren (Kuratorium für Heimdialyse) ist es das QiN (das steht für Qualität in der Nephrologie), in anderen Zentren das Quasynet oder Euklid für Nephrologen. Dafür werden die bei einer Dialyse anfallenden Daten von Patienten verschlüsselt, über eine zentrale EDV-Plattform gesammelt, ausgewertet und zum individuellen Vergleich den Zentren zurückgemeldet. Aus diesen Programmen werden die 4 o.g. Parameter direkt an die kassenärztliche Bundesvereinigung gemeldet.

Über Qualitätsmaßstäbe sollten Sie gut informiert sein, damit Sie z.B. eine Verlängerung der Dialysezeit auf über 3 × 4,15 Stunden pro Woche grundsätzlich nicht als »Beschneidung Ihrer Freizeit« ansehen, sondern als Maßnahme, die Qualität der Dialyse zu erhöhen. Der Verband der Deutschen Nephrologen e.V. bietet z.B. auch ein Nierentelefon zur Beantwortung offener Fragen an.

Neben der Dialysedosis wird die Effektivität der Dialysebehandlung bezüglich der Entfernung von Giftstoffen und Flüssigkeit noch von anderen Einflussgrößen bestimmt. Die wichtigsten sind die Größe der Dialysatoroberfläche, der Blutfluss und der Transmembrandruck (TMP). So wird im deutschen Dialysestandard von 2006 ausgeführt, dass eine Hämodialysetherapie nicht nur mindestens dreimal vier Stunden pro Woche, sondern mit einem ausreichend großen Filter und einem Blutfluss von 200 bis 350 ml/min. erfolgen sollte.

»Fit-für-Dialyse«-Programm

»Fit für Dialyse« ist ein kostenloses Schulungsprogramm für Patienten mit Nierenerkrankungen und deren Familien. Dieses Programm will dazu beitragen, Sie besser auf ein Leben mit eingeschränkter Nierenfunktion vorzubereiten und Ihnen zeigen, dass eine Dialyse die Lebensqualität nicht verringern muss. Sie werden informiert über die Vorgänge und Zusammenhänge im menschlichen Körper und lernen die verschiedenen Therapiemöglichkeiten (chronische Niereninsuffizienz, Dialyseverfahren, Nierentransplantation) kennen. Darüber hinaus erhalten Sie wichtige Tipps zur Ernährung und zusätzliche Informationen aus dem Sozialrecht. Die Schulungen werden von erfahrenen Ärzten und Pflegekräften durchgeführt, die die Therapie aber auch die Sorgen und Nöte von Dialysepatienten aus der täglichen Praxis kennen.

Unbegründete Befürchtungen können ausgeräumt, Ängste abgebaut werden. Und Ihre Familie kann Verständnis für Ihre besondere Situation entwickeln.

Anmeldungen und weitere Informationen über »Fit für Dialyse« sind möglich unter http://www.fit-fuer-Dialyse.de.

Rückkehr zum aktiven Leben

Rehabilitation und Berufstätigkeit

Für die Rehabilitationsfähigkeit chronisch Nierenkranker ist die Kapazität des Herz-Kreislauf-Systems von entscheidender Bedeutung. Die körperliche Leistungsfähigkeit im Dialysestadium ist etwa halb so groß wie bei Gesunden und lässt nur leichte bis mittelschwere körperliche Tätigkeiten zu. Auch die geistige Leistungsfähigkeit kann reduziert sein. Ausdruck dafür sind frühzeitige Ermüdung, Verminderung der Konzentrationsfähigkeit sowie Gedächtnisschwäche. Zu bedenken ist allerdings, dass die körperliche Leistungsfähigkeit durch die Möglichkeit der Erythropoetin-Therapie heute besser ist als früher.

Mit der Aufgabe der Berufstätigkeit ist die Gefahr eines sozialen Abstiegs verbunden, von dem vor allem Personen mit körperlicher Arbeit bedroht sind. Einmal berentete Nierenkranke nehmen selten wieder eine Berufstätigkeit auf. Die automatische Berentung verhindert somit einen wichtigen Teil der sozialen Integration. Die Dialysebehandlung ist jedoch nicht zwangsläufig mit Berufs- und Arbeitsunfähigkeit verbunden.

Ziel der Rehabilitation jedes Kranken ist eine Abkehr von der »Krankenrolle« und eine möglichst weitgehende Wiedereingliederung in das soziale Umfeld. Die berufliche Reintegration spielt dabei eine zentrale Rolle. Wenn Dialysepatienten weiterhin berufstätig sind, sind ihre Überlebenschancen deutlich höher als wenn sie keiner Berufstätigkeit mehr nachgehen – und dies bei vergleichbarem Gesundheitszustand. Ziel aller Rehabilitationsmaßnahmen sollte deshalb die Aufrechterhaltung bzw. Wiederaufnahme der Erwerbs- und Berufstätigkeit sein.

Berufstätigkeit bedeutet nicht nur, dass die Krankheit nicht ständig im Vordergrund steht, sondern bringt auch Selbstständigkeit. Sie ist für arbeitsfähige Hämodialysepatienten ein erstrebenswertes Ziel, sollte aber nicht über einen gesetzgeberischen Zwang erreicht werden. Noch vor Beginn der Dialyse sollte eine individuelle Beratung erfolgen, und alle Möglichkeiten sollten geprüft werden.

Zu den vorbereitenden Maßnahmen gehört die Anpassung der Berufstätigkeit an die zu erwartende körperliche, psychische und zeitliche Einschränkung, die eventuell einen Arbeitsplatzwechsel verlangt. Es kann auch sinnvoll sein, eine behindertengerechte Ausbildung oder Umschulung zu absolvieren. Der Antrag auf Minderung der Erwerbsfähigkeit oder vorzeitige Berentung muss gestellt werden. Auch die sozialen und häuslichen Verhältnisse müssen angepasst werden.

Die berufliche Neuorientierung sollte noch vor dem Eintritt von krankheitsbedingten Leistungseinschränkungen abgeschlossen sein. Eine Umschulung ist erfolgreicher, wenn sie bereits in der Frühphase einer chronischen Nierenerkrankung eingeleitet wird. Wie die Arbeitssituation konkret gestaltet werden kann, ist abhängig vom Alter des Patienten, von der Art des Berufes, der Grunderkrankung, die zum chronischen Nierenversagen geführt hat, und den Begleiterkrankungen.

Folgende Arbeitsplatzbedingungen sind zu gewährleisten:

- keine Schicht- und Nachtarbeit;
- keine körperliche Schwerarbeit;
- keine dauerhafte oder einseitige Belastung;
- Vermeidung von Infektionsquellen;
- Vermeidung von klimatischen Verhältnissen, die eine Infektion begünstigen, wie z.B. Nässe und Kälte.

Nach dem gesetzlich festgelegten Prinzip, dass Rehabilitation Vorrang vor Rente hat, sollten Erwerbs- oder Berufsunfähigkeitsrenten erst dann bewilligt werden, wenn berufliche Rehabilitationsmaßnahmen nicht Erfolg versprechend sind oder diese bereits erfolglos durchlaufen wurden. Auch direkte berufliche Wiedereingliederungsmaßnahmen ohne Umschulung können durch die Bundesanstalt für Arbeit gefördert werden.

Patient und Arbeitgeber wissen oft nicht, dass es die Möglichkeit von sogenannten Ausgleichszahlungen gibt. Hier wird der Arbeitgeber von der Hauptfürsorgestelle, evtl. dem Arbeitsamt, prozentual unterstützt, z.B. bis zu 80% im ersten Jahr. Manchmal wird der Zuschuss auf die Jahre gestaffelt mit 80, 70 und 50%. Mit solchen Zahlungen kann man den Arbeitgeber »gefügig« machen, dass er das Arbeitsverhältnis in gewohnter Form ohne finanzielle Abzüge fortsetzt. Solche Bezuschussungen der Hauptfürsorgestelle evtl. in Absprache mit dem Arbeitsamt werden von Bundesland zu Bundesland unterschiedlich gehandhabt.

Auch eine Absprache mit dem Betriebsrat und/oder Vertrauensfrau/-mann vor Dialysebeginn ist sinnvoll.

Eine andere Möglichkeit bei einer Dialysebehandlung während der Arbeitszeit – wenn z.B. längere Wege anstehen und öffentliche Verkehrsmittel genutzt werden müssen – ist die stundenweise Krankschreibung. Hier haben allerdings Arbeitgeber und Krankenkassen einen hohen Verwaltungsaufwand.

Auch in der schulischen Versorgung nierenkranker Jugendlicher gibt es erhebliche Defizite. Durchschnittlich muss mit einem Ausfall von 30 Schultagen pro Halbjahr gerechnet werden. Hinzu kommt, dass 30% der Schüler wegen der Krankheit zu spät eingeschult werden und ein weiteres Drittel eine Klasse wiederholen muss. Jugendliche Patienten bleiben in der Hälfte der Fälle nach Beendigung der Schule ohne Berufsausbildung und ohne weiterbildende Maßnahmen.

Fahrtauglichkeit

Grundsätzlich ist das Führen von Kraftfahrzeugen für Patienten mit chronischen Nierenerkrankungen und Dialysepatienten nicht verboten. Grundlage für die Beurteilung der Fahreignung sind die »Begutachtungsleitlinien zur Kraftfahrereignung«. Hier wird davon ausgegangen, »dass ein Betroffener ein Kraftfahrzeug nur dann nicht sicher führen kann, wenn aufgrund des individuellen körperlich-geistigen (psychischen) Zustandes beim Führen eines Kraftfahrzeuges Verkehrsgefährdung zu erwarten ist«.

In diesen Begutachtungsleitlinien wird bei Personen mit Nierenerkrankungen zwischen schwerer Niereninsuffizienz, Dialysebehandlung und Nierentransplantation unterschieden.

Gerade bei Dialysepatienten ist die Frage nach der Fahrtauglichkeit nicht pauschal zu beantworten. Eine individuelle Einschätzung ist erforderlich, die neben dem klinischen Allgemeinzustand insbesondere Begleiterkrankungen wie Bluthochdruck, Hör- und Sehstörungen, Stoffwechseleinstellungen bei Diabetikern, Herzinsuffizienz, Rhythmusstörungen und medikamentöse Dauerbehandlung berücksichtigen muss. Die individuelle Verträglichkeit der angewandten Behandlungsverfahren und die psychische Einstellung des Kranken spielen eine ebenso große Rolle wie das Alter des Patienten.

Der Dialysepatient muss bei der Fahrerlaubnisbehörde den Führerschein beantragen. In jedem Fall ist eine positive ärztliche Begutachtung erforderlich. Sind diese Bedingungen erfüllt, kann die Erlaubnis zum Führen von Kraftfahrzeugen der Gruppe 1 erteilt werden. Kraftfahrzeuge der Gruppe 2 sind in der Regel ausgeschlossen. Das Interesse der Allgemeinheit an einer verkehrssicheren Teilnahme eines Dialysepatienten fordert außerdem, dass auch die verantwortliche

Straßenverkehrsbehörde durch regelmäßige Nachbegutachtung in jährlichem Abstand die notwendigen Kenntnisse als Entscheidungshilfe erhält.

Dialysepatienten, die im Besitz einer Fahrerlaubnis sind, müssen in ständiger ärztlicher Betreuung und Kontrolle bleiben. Unmittelbar nach der Dialyse ist immer durch den behandelnden Dialysearzt eine Überprüfung des körperlichen Zustandes des Patienten (z.B. Blutdruck) erforderlich.

Urlaub

Dialysepatienten können heute überall in Deutschland, an vielen Orten in Europa und sogar weltweit Ferien machen oder beruflich unterwegs sein. Für **Hämodialysepatienten** ist es in Deutschland normalerweise kein Problem, einen Dialyseplatz zu finden, meist geht das innerhalb von 24 Stunden. Denken Sie daran: Immer erst den Dialyseplatz sichern und dann die Unterkunft buchen. Wer ins Ausland will, sollte mehr Zeit für die Organisation einplanen. Wichtig ist, dass die Dialyse am Urlaubsziel unseren Qualitätsanforderungen entspricht, vor allem im Hinblick auf das Risiko einer Hepatitis-C-Infektion. **Bauchfelldialysepatienten** können für Kurzreisen ihre Verbrauchsmaterialien einfach in den Koffer oder in das Auto packen. Bei längeren Reisen ins Ausland benötigt das Dialyseunternehmen frühzeitig vor Antritt der Reise Details, wie z.B. Aufenthaltsort, Reisepläne und Dialysebedarf. Dies ermöglicht es, die erforderlichen Beutel und anderes Verbrauchsmaterial an den Urlaubsort zu senden. Das Dialyseunternehmen gibt Ihnen auch über Adressen und Telefonnummern der nächstgelegenen Dialysezentren Auskunft.

Bei Dialysen im Ausland sollten Sie sich grundsätzlich erst telefonisch bei dem betreffenden Zentrum über die Verrechnung erkundigen und Unterlagen erbitten. In den Ländern, mit denen ein Sozialversicherungsabkommen besteht, gibt es mit den Kosten im Allgemeinen keine Schwierigkeiten. Es gibt aber auch speziell auf Urlaubsgäste eingerichtete Dialysestationen im Ausland, die den sogenannten internationalen Krankenschein nicht akzeptieren. Sie bestehen auf Einzelabkommen, da ihre Kosten aufgrund internationaler Standards den Ländersatz übersteigen. Unabhängig davon, wohin die Reise gehen soll, empfiehlt es sich immer, die Kostenfrage mit der Krankenkasse vor der Reise schriftlich zu klären. Jeder Patient hat den Anspruch auf Kostenübernahme (evtl. nur bis zur Höhe der Kosten im Heimatzentrum) für jährlich sechs Wochen, auch für Länder, mit denen kein Sozialabkommen besteht (z.B. USA).

Für Rentner, Sozialhilfeempfänger, Arbeitslose, Kinder und Jugendliche sowie Transplantierte – jeweils unter Einschluss von Partnern oder Eltern – werden finanzielle Unterstützungen für Mitglieder von Dialyse-Selbsthilfevereinen über den gemeinnützigen Verein »Hilfsfonds Dialyseferien« angeboten. Es erfolgt allerdings eine Einkommensprüfung. Die dazu erforderlichen Gelder werden durch Mitgliedsbeiträge und durch Spenden aufgebracht. Mitglieder können Privatpersonen, aber auch Firmen oder Vereine sein. Die Führung des Vereins ist für die Bearbeitung der Zuschussanträge zuständig.

Eine empfehlenswerte Art und Weise, Urlaub in der ganzen Welt zu genießen, ohne auf eine dem höchsten medizinischen Standard entsprechende notwendige medizinische Betreuung zu verzichten, ist eine Kreuzfahrt, z.B. in das Mittelmeer oder in die Karibik. Keine Urlaubsform ist so abwechslungsreich wie eine Kreuzfahrt mit verschiedenen Routen, vielfältigen Aktivitäten an Bord und Landausflügen. Die Dialysezeiten werden entsprechend abgestimmt. Die Behandlung an Bord erfolgt durch erfahrene Dialyseärzte und durch routiniertes Dialysefachpersonal. Dialysepatienten zahlen einen Sonderpreis. Ansprechpartner für diese Urlaubsform erhalten Sie durch Anzeigen in den Dialysezeitschriften.

Um in Akutsituationen einen reibungslosen Rücktransport zu garantieren, ist für den reisenden Dialysepatienten, vor allem wenn er auf der Warteliste für eine Nierentransplantation steht oder Shunt-Verschluss hat, der Abschluss einer Mitgliedschaft mit der Deutschen Rettungsflugwacht e.G. (Postfach 230127, Stuttgart Flughafen, Tel. 0711/70070) zu empfehlen. Dank der Gruppenmitgliedschaft im »Bundesverband Niere e.V.« stellt eine solche Mitgliedschaft bei günstigen Jahresbeiträgen die ideale Absicherung von Nierenkranken im Ernstfall dar. Aber auch Nichtmitglieder haben eine Abschlussmöglichkeit.

Es gibt genügend Ferienangebote für Dialysepatienten, die Sie auch gemeinsam mit Ihren Angehörigen nutzen sollten.

Rechtsgrundlagen für Dialysepatienten

Seit Januar 2004 haben sich durch das Gesundheitsmodernisierungsgesetz (GMG) vielfältige Änderungen ergeben. Einige davon betreffen auch Sie als Patient. Wichtig ist vor allem die Einführung der »Chroniker-Regelung« (§ 62 SGB V), die gewisse finanzielle Belastungen abfedert. Darüber hinaus können die Patienten eine Reihe von Rechten und Vergünstigungen nach dem Schwerbehindertengesetz und dem Arbeitsrecht in Anspruch nehmen.

Dieses Thema wurde von Herrn Dr. Hans-Peter Walther (siehe Literaturangaben) sehr treffend und für den Patienten verständlich in einer Broschüre zusammengestellt. Diese Broschüre sollten Sie lesen! Hier wird nur auf Besonderheiten für Dialysepatienten eingegangen.

Zuzahlung zu Kassenleistungen und Zuzahlungsbefreiung

Allgemeine Zuzahlungsregelungen:

Seit Januar 2004 sind alle gesetzlich versicherten Patienten von Zuzahlungen in folgenden Bereichen betroffen:

1. Kassengebühr:
10,00 € pro Quartal in der Regel an den Hausarzt, der bei Bedarf kostenfrei an den Facharzt überweist. Dialysepatienten zahlen die Praxisgebühr an den Hausarzt. Beim Zahnarzt müssen separat 10,00 € entrichtet werden.

Von der Praxisgebühr ausgenommen sind Vorsorge- und Früherkennungsmaßnahmen, Schutzimpfungen sowie Vorsorgeuntersuchungen.

2. Arzneimittel (rezeptpflichtig), Verband-, Hilfsmittel:
10% der Kosten pro Medikament, mindesten jedoch 5,00 € – maximal 10,00 €, aber nicht mehr als die tatsächlich anfallenden Kosten.

3. Heilmittel (z.B. Massagen), Hilfsmittel (z.B. Rollstuhl) und häusliche Krankenpflege:
10% der Kosten und zusätzlich 10,00 € pro Verordnung. Häusliche Krankenpflege wird für maximal 28 Tage pro Jahr gezahlt.

4. Krankenhaus/Kuren:
10,00 € pro Tag für maximal 28 Tage im Jahr.

Für Kuren (stationäre Versorgung und Rehabilitation) sind 10,00 € für jeden Tag zu entrichten.

5. Transportkosten pro Fahrt:
10% der Kosten, mindestens jedoch 5,00 €, maximal 10,00 €, aber nicht mehr als die tatsächlichen Kosten. Fahrten zur ambulanten Behandlung übernehmen die Krankenkassen nur noch in Ausnahmefällen. Zu diesen Ausnahmen zählen vorwiegend chronisch Kranke. Für diese Patienten ist konkret festgelegt, wann die

ACHTUNG

Entfallene Leistungen für Kostenübernahme durch die Krankenkassen:

- Brillen und Kontaktlinsen;
- Sterbe-, Entbindungs- und Mutterschaftsgeld;
- Empfängnisverhütung;
- Krankengeld bei der Erkrankung eines Kindes sowie Zahnersatz (seit 2005);
- nicht rezeptpflichtige Arzneimittel Ausnahmen für Dialysepatienten: nicht rezeptpflichtige Arzneimittel, die zum Therapiestandard bei bestimmten Erkrankungen gehören, werden weiter von den Kassen übernommen wie Azidosetherapeutika, Multivitaminpräparate zum Ersatz der Dialyseverluste, Phosphatbinder, wasserlösliche Vitamine, Kalzium- und Kaliumverbindungen, Spurenelemente, Lösungen zur parenteralen Ernährung.

Ihre Krankenkasse gibt Auskunft über die aktuellen Ausnahmeregelungen!

Fahrtkosten übernommen werden: für Fahrten zur Bestrahlung oder Chemotherapie, zu ambulanten Operationen sowie stationären Einweisungen und für Dialysefahrten. Als Dialysepatient werden Sie entsprechend den Krankentransport-Richtlinien von den Fahrtkosten zur ambulanten Behandlung (Dialyse) befreit. Die Kostenübernahme von Fahrten muss aber immer vorher bei der Krankenkasse beantragt werden.

Weitere Möglichkeiten der Zuzahlungsbefreiung

Dialysepatienten sind Patienten mit einer schwerwiegend chronischen Erkrankung, die durch ein ärztliches Attest belegt werden muss.

Für sie gilt eine Belastungsobergrenze von 1 % des Familien-Brutto-Jahreseinkommens.

Auf Antrag prüft die Krankenkasse, ob die persönliche Belastungsgrenze erreicht ist und stellt einen Befreiungsausweis aus, der bis zum Jahresende gültig ist.

Privatversicherte Patienten haben je nach ihrem Vertragsstatus unter Umständen eine Selbstbeteiligung vereinbart. Erst wenn die Kosten die Höhe dieser Selbstbeteiligung überschreiten, leistet die Privatversicherung.

ACHTUNG

- Sammeln Sie alle Quittungen über Zuzahlungen!
- Reichen Sie den Antrag auf Zuzahlungsbefreiung ein!

Rückkehr zum aktiven Leben

Rechte und Nachteilsausgleiche nach dem Schwerbehindertengesetz

Grad der Behinderung (GdB)

Nierenkranke können generell beim zuständigen Versorgungsamt einen Schwerbehindertenausweis beantragen, der zu Vergünstigungen bzw. Nachteilsausgleichen berechtigt. Voraussetzung ist die Einstufung des Grades der Behinderung (GdB), die sich nach der Schwere der Funktionseinschränkung der Nieren, dem Allgemeinbefinden und der Leistungsfähigkeit des Patienten richtet.

Als schwerbehindert gilt, wer GdB von mindestens 50 aufweist.

100 GdB werden bewilligt, wenn eine Dialysebehandlung mit Blutreinigungsverfahren (Hämodialyse, Bauchfelldialyse) notwendig ist. Einem Dialysepatienten stehen also immer 100 GdB zu. Bestehen zusätzlich zur Nierenerkrankung weitere gesundheitliche Behinderungen (z. B. Gehbehinderung, Blindheit) können dialysepflichtige Patienten beim Versorgungsamt weitere Vergünstigungen beantragen. Diese zusätzlichen Behinderungen werden durch folgende **Merkzeichen** definiert:

G = erhebliche Beeinträchtigung der Bewegungsfähigkeit im Straßenverkehr
aG = außergewöhnliche Gehbehinderung
H = Hilflosigkeit
B = Notwendigkeit für ständige Begleitung
Bl = Blindheit
Gl = Gehörlosigkeit

Auch für die beiden ersten Jahre nach einer Nierentransplantation haben Sie Anspruch auf 100 GdB. Anschließend erfolgt eine Begutachtung und Neubewertung in Abhängigkeit u. a. von der verbliebenen Funktionsstörung. Jedoch wird – oft in Stufen – nicht niedriger als 50 GdB bewertet.

Nachteilsausgleiche betreffen:

- Lohn- und Einkommenssteuer (Informationen beim Finanzamt);
- Auto (Versorgungsamt muss bestimmte Merkzeichen im Schwerbehindertenausweis bewilligen);
- öffentliche Verkehrsmittel im Nahverkehr (Sozialamt vergibt Wertmarken bei Merkzeichen G, Gl und B), bei Bahn- und Flugreisen (Auskünfte bei der Deutschen Bahn und bei den Fluggesellschaften);
- Wohnen;
- Heimhämo- und Bauchfelldialysepatienten gelten als schwerbehindert mit besonderem Wohnraumbedarf. Sie haben Anspruch auf ein zusätzliches Zimmer (Informationen beim Wohnungsamt).

Alle Dialysepatienten, die mit GdB 100 eingestuft sind, können einen Freibetrag von 1 500,00 € geltend machen (Wohnungs- und Finanzamt).

Sonstige Nachteilsausgleiche betreffen Sozialversicherung, vorgezogene Altersrente in der gesetzlichen Rentenversicherung, Spezialbeförderungsdienst, Eintrittsermäßigung.

Darauf soll hier nicht näher eingegegangen werden

Dialyse und Beruf

Rechte und Ansprüche von berufstätigen Dialysepatienten

Dialyse und Beruf schließen sich nicht unbedingt aus (siehe auch unter Rehabilitation und Beruf). Heimdialyseverfahren sind jedoch meist besser mit dem Beruf in Einklang zu bringen. Berufstätige Dialysepatienten haben bestimmte Rechte und Ansprüche. Sie betreffen den Kündigungsschutz, den Urlaubsanspruch, die Arbeitszeit, den Arbeitsplatz, die Behandlung während der Arbeitszeit, die Ausbildung und Umschulung sowie besondere Hilfen für Selbstständige.

Da sich Dialysebehandlung und Arbeitszeit in der Regel nicht überschneiden, werden Zahlungen aus dem Teilkrankengeld vermieden.

Für den Patienten bedeutet das: keine Lohneinbußen, keine verzögerte Auszahlung, keine Nachteile in der Rentenberechnung.

Lohnersatzleistungen

Wird der Zeitraum von 78 Wochen Arbeitsunfähigkeit innerhalb von 3 Jahren überschritten, stellen Sie bitte rechtzeitig vor Ablauf des Anspruches auf Krankengeld einen Rentenantrag und nach Ablauf des Krankengeldbezuges einen Antrag auf Arbeitslosengeld.

Dialysepatienten als Schwerbehinderte, die vor ihrer Erkrankung eine versicherungspflichtige Beschäftigung ausgeübt haben, steht Arbeitslosengeld zu, auch wenn aufgrund der Erkrankung keine Arbeitsaufnahme möglich ist (Nahtlosigkeitsregelung).

Abhängig davon, ob eine Berufs- oder eine Erwerbsunfähigkeit vorliegt, können die entsprechenden Renten aus der Rentenkasse in Anspruch genommen werden.

Die Berufsunfähigkeitsrente ist etwa ein Drittel niedriger als die Erwerbsminderungsrente. Beide können nur auf Antrag des Rentenempfängers in ein vorzeitiges

INFO

Wichtiger Tipp!

Wenn Sie mit einer Dialyse beginnen, können Sie noch vieles für Ihre Zukunft regeln. Aus unserer Erfahrung sollte Sie mit einer Person Ihres Vertrauens oder mit einem Mitarbeiter von Beratungsstellen über folgende Bereiche sprechen und eine Regelung herbeiführen:

1. Vorsorgevollmacht
2. rechtliche Betreuung
3. Patientenverfügung
4. Testament

Informationen erteilen das Vormundschaftsgericht, kommunale Sozialdienste, der Sozialverband VDK und sozialpsychiatrische Beratungsstellen.

Altersruhegeld umgewandelt werden. Ansonsten erfolgt eine Umwandlung von Amts wegen mit Vollendung des 65. Lebensjahres.

Hilfe- und Pflegebedürftigkeit

Seit 1995 ist die Pflegeversicherung an die Krankenversicherung angegliedert und im Sozialgesetzbuch (SGB) XI geregelt. Sie ist nicht als Vollversorgung, sondern als Grundversorgung konzipiert und bietet Entlastung und Unterstützung. Ist Pflegebedürftigkeit festgestellt, können bei der Krankenkasse Kosten für eine häusliche Pflegehilfe beantragt werden. Die Einstufung in eine Pflegestufe erfolgt durch den Medizinischen Dienst der Krankenkassen.

Die Überprüfung der Pflegebedürftigkeit müssen Sie selbst oder Angehörige bei der Kasse beantragen.

Selbsthilfe

In Deutschland gibt es inzwischen mehr als 160 regionale Selbsthilfegruppen für chronisch Nierenkranke, zum Teil unter dem Dach von Bundesverbänden. Ihre Anschriften sind über die Patientenzeitungen »Der Dialysepatient« und »Diatra-Journal«, Tel. 06123/73478, Fax: 06123/73287, E-Mail: dj@diatra-verlag.de, http://www.diatra-verlag.de, zu erfahren. Informationen über Selbsthilfevereinigungen können auch beim örtlichen Gesundheitsamt, VdK, Parität, Landeswohlfahrtsverband, Versorgungsamt, Bundesarbeitsgemeinschaft »Hilfe für Behinderte« (BAG) in Düsseldorf oder dem Bundesverband Niere e.V., Weberstr. 2, 55130 Mainz, Tel.: 06131/85152, Fax: 06131/835198, http://www.bundesverband-niere.de, eingeholt werden.

Bereits »Dialyseanwärter« werden zunehmend von Dialysepatienten und nierentransplantierten Patienten in die Aktivität ihrer Selbsthilfegruppen einbezogen. Denn wer könnte besser über genutzte, aber auch verpasste Gelegenheiten zur Behandlung im Vordialysestadium berichten!

In allen Bundesländern gibt es mehrere Interessengemeinschaften der Dialysepatienten und Transplantierten, die gerne beratend zur Seite stehen. Sie setzen sich auch dafür ein, dass chronisch nierenkranke Menschen mit ihren Sorgen und Nöten in Politik und Gesellschaft nicht alleine gelassen werden. Dazu gehören Gespräche in Dialysezentren und Kliniken, aber auch Verhandlungen mit Behörden und Ministerien.

Wichtige Adressen

Anschriften, die Ihnen Hilfe anbieten und Tipps geben:

Bundesverband Niere e. V. (BN e. V.)
Weberstraße 2
55130 Mainz
Telefon: 06131/85152
Fax: 06131/835198
E-Mail: geschaeftsstelle@bnev.de
http://www.bundesverband-niere.de
Herausgeber einer Broschüre mit Feriendialysen in Deutschland und international.

Deutsche Nierenstiftung
c/o Prof. Dr. med. Werner Riegel
Klinikum Darmstadt
Grafenstraße 9
64283 Darmstadt
Telefon: 06151/780740
http://www.nierenstiftung.de

Verein »Junge Nierenkranke Deutschland e. V.«
Fichtenstraße 10
78078 Nierdereschach
Telefon: 07728/919190
http://www.junge-nierenkranke.de

Diatra-Journal
Postfach 1230
65332 Eltville am Rhein
Fachzeitschrift für Dialyse und Transplantation, mit Urlaubsangeboten in Deutschland und im Ausland
Telefon: 06123/73478
Fax: 06123/73287
E-Mail: dj@diatra-verlag.de
http://www.diatra-verlag.de

»Sprechstunde von Betroffenen für Betroffene«
an jedem ersten Dienstag im Monat von 19:00–20:00 Uhr

Verband Deutscher Nierenzentren der DDnÄ e. V.
Büro Berlin
Reinhardtstrasse 14, 10117 Berlin
oder
Postfach 132304
42050 Wuppertal
Telefon: 0202/248450
Fax: 0202/2484560
http://www.dnev.de
Herausgeber einer Broschüre mit den Feriendialysen der im Verband zusammengeschlossenen Dialyseanbieter; überwiegend in Deutschland.

KfH Kuratorium für Dialyse und Nierentransplantation e. V.
Martin-Behaim-Straße 20
63263 Neu-Isenburg
Telefon: 06102/3590
Fax: 06102/359344

E-Mail: info@kfh-dialyse.de
Herausgeber einer Broschüre mit den KfH-Urlaubszentren in Deutschland.

Hilfsfonds Dialyseferien e. V.
Dieter Karau
Johann-Sebastian-Bach-Straße 10
68723 Plankstadt
Telefon: 06202/12028
E-Mail: hilfsfonds-dialyseferien@ddeV.de
http://www.hilfsfonds-dialyseferien.bv-niere.de

Dialysereisen weltweit
Dr. Berger und Partner
Blaunonnengasse 5
35578 Wetzlar
Telefon: 070033/743634 oder 06441/925990
E-Mail: online@feriendialyse.com

Reisebüro VIP-Ponsard + Dialysereisen
Friedrichstraße 10
45468 Mülheim
Telefon: 0208/33057

Planet, die Lust am Reisen GbR
Ammertalweg 5
99086 Erfurt
Telefon: 0361/7361100
Fax: 0361/7361108
E-Mail: info@planet25.de

Nierentelefon: 0800/2484848
gebührenfrei jeden Mittwoch 16:00–18:00 Uhr
Information »Rund um die Niere«

Anschlussheilbehandlungen (AHB) und Rehabilitationsmöglichkeiten für Nierenkranke und Dialysepatienten.

Vorsorge- bzw. Rehabilitationsmaßnahmen sind sowohl ambulant als auch stationär möglich. Sie können von Nierenkranken und Dialysepatienten bei den zuständigen Krankenkassen bzw. Rentenversicherungsträgern beantragt werden. Auf Anschlussheilbehandlungen besteht ein Rechtsanspruch.

Die bekanntesten Einrichtungen in Deutschland für Patienten mit Erkrankungen der Nieren und der ableitenden Harnwege sind z. B. Bad Elster, Bad Brückenau, Klink und Bad Wildungen. In diesen Einrichtungen sind insbesondere auch die Vor- und Nachsorge im Rahmen der Nierentransplantation (Bad Heilbrunn, Bad Münden, Klink) garantiert. Andere Möglichkeiten von Vorsorge- bzw. Rehabilitationsmaßnahmen sind bei der zuständigen Krankenkasse zu erfragen.

Ältere Patienten werden im Rahmen einer geriatrischen Rehabilitation wieder auf ein selbstständiges Leben vorbereitet.

Dialyse im Internet

Das Medium Internet besitzt ein ungeheures Potenzial an Informations- und Fortbildungsmöglichkeiten.

Interessante Internetseiten:
http://www.kfh-dialyse.de
http://www.dialyse-online.de
http://www.dialyse.de
http://www.dnev.de
http://www.fit-fuer-dialyse.de
http://www.heimdialyse-online.de
http://www.info-dialyse.de
http://www.thueringen.de/de/de/tmsfg/lasf
(als Beispiel für eine interessante länderspezifische Kontaktadresse, über die unter anderem auch Formulare für den Erstantrag/Antragsänderungen zum Schwerbehindertenstatus heruntergeladen oder direkt online bezogen werden können).

Diese Seiten bieten neben Diskussionsforen zu verschiedenen Themen auch eine Datenbank mit Adressen und weiterführenden Informationen von Dialysemöglichkeiten in ganz Europa. Auf diesen Seiten sind auch die offiziellen Internetpräsenzen des Arbeitskreises Nephrologisches Pflegepersonal (afnP) sowie der Arbeitsgemeinschaft Sozialarbeit in der Dialyse zu finden.

Alle Möglichkeiten aufzuzeigen, die das Internet schon heute auch für die Patienten bereithält, ist nahezu unmöglich. Die technische Entwicklung wird in absehbarer Zeit Anwendungen ermöglichen, die die Informationsbeschaffung und Fortbildung im Internet noch effizienter machen wird. Die Frage wird nicht sein ob, sondern wie das Internet nutzbringend einzusetzen ist.

Buchtipps

Börsteken, B.: Diabetes & Dialyse – Der sichere Weg zur richtigen Ernährung. Georg Thieme Verlag Stuttgart, 2000

Echterhoff, H.-H., Biermann, A., Burchhardt, Ch.: Eiweiß – bewusst essen! Ernährungsatlas für Menschen mit Nierenkrankheiten. Nephron-Verlag Bielefeld, 2005

Eismann, R., Konert, J., Schabel, J.: Nierentransplantation. Georg-Thieme Verlag Stuttgart, 2000

Landthaler, I.: Abwechslungsreiche Ernährung für Dialysepatienten. Fresenius AG Bad Homburg, 2004

Schönweiß, G.: Dialyse-Fibel. abakiss Verlag Bad Kissingen, 1998

»Dialyse International«. Weberstraße 2, 55130 Mainz

Die Peritoneal-Dialyse. Ein praxisorientierter Leitfaden für Patienten und ihre Partner. Baxter Weinheim, 2005

Sperschneider, H.: Chronische Nierenerkrankungen – mehr wissen, besser verstehen. Ein Leitfaden für Betroffene. TRIAS Verlag in MVS Medizinverlage Stuttgart, 2008

Walther, H.-P.: Rechtsgrundlagen für Patienten. Organon-Verlag Birgit Conventz Weinheim, 2005

Erklärungen der Fremdwörter und Abkürzungen

Abstoßung: Zerstörung von Gewebe, das vom Körper als fremd erkannt wird

Abszess: abgekapselte Eiteransammlung

ACE-Hemmer (Angiotensin-Conversions-Enzym-Hemmer): spezielles blutdrucksenkendes Medikament, das in der Niere ein Enzym hemmt und so die Bildung der gefäßverengenden Substanz Angiotensin II vermindert

akut: plötzlich auftretend, schnell und heftig verlaufend (Gegenteil: chronisch)

Allergie: Überempfindlichkeit des Körpers gegen bestimmte Stoffe (Antigene)

Aminosäuren: Bausteine der Eiweiße

Amyloidose: Ablagerungen von Eiweißstoffen im Gewebe, wodurch die Funktion von Organen beeinträchtigt werden kann

Analgetika: Schmerzmittel

Analgetikanephropathie: Schädigung der Nieren durch Analgetika (Schmerzmittel)

Anämie: Mangel an roten Blutkörperchen (Erythrozyten), Blutarmut

Anamnese: Vorgeschichte, Krankengeschichte

Aneurysma: sackförmige Erweiterung eines Blutgefäßes

Antibiotikum: Sammelname für Stoffe, die Bakterien töten oder sie an der Vermehrung hindern

Antihistaminika: juckreizhemmende Medikamente

Antihypertensiva: Medikamente zur Behandlung eines erhöhten Blutdruckes (Hypertonie)

Antigene: pflanzliche und tierische Eiweißstoffe, Medikamente und chemische Elemente, die nach wiederholtem oder längerem Kontakt mit dem körpereigenen Abwehrsystem zu Allergien führen

Antikörper: speziell auf bestimmte Antigene (z.B. Hepatitis-Viren) programmierte Abwehrstoffe (Eiweiße) im Blut

arteriovenöse Fistel: operativ angelegte Vereinigung einer Arterie mit einer Vene (unter der Haut) als Zugang für die Hämodialyse

Arteriosklerose: Gefäßverkalkung

AT-1-Rezeptorantagonisten: werden zur Behandlung von Bluthochdruck eingesetzt. Diese Substanzgruppe ist eine Weiterentwicklung der ACE-Hemmer

Azidose: Übersäuerung des Blutes

Azotämie: Anhäufung von harnpflichtigen Substanzen im Blut

Bakterien: Krankheitserreger

Bikarbonation: chemische Substanz, die in wässriger Lösung Wasserstoffionen aufnehmen kann; dient zum Schutz vor Übersäuerung des Blutes (Azidose)

Biopsie: Gewebeentnahme zur Untersuchung (z.B. Nierenbiopsie, Knochenmarkbiopsie)

Blutzucker: Konzentration von Glukose im Blut

BMI: Verhältnis des Gewichtes zur Körpergröße

CAPD: chronisch ambulante Peritonealdialyse (Bauchfelldialyse)

chronisch: sich langsam entwickelnd, langsam verlaufend (Gegenteil: akut), lang anhaltend

Clearance: Plasmavolumen (Blut in ml), aus dem in einer bestimmten Zeiteinheit (in Minuten) eine Substanz entzogen wird; Maß für das Reinigungsvermögen der Nieren oder eines Dialysators

Computertomografie: schichtweise Untersuchung von Organen mittels Röntgenstrahlen und Computeranalyse

Dalton (D): Maßeinheit für das Molekulargewicht

Desferal-Test: auch als Desferal-Aluminium-Mobilisationstest bezeichnet, mit dem das Ausmaß einer Aluminiumüberladung des Körpers festgestellt werden kann

Desinfektion: Abtöten oder Hemmen aller krankmachenden Erreger

Diabetes mellitus: Zuckerkrankheit

Dialysat: Spülflüssigkeit, die aus der künstlichen Niere austritt; eine Lösung, die sich aus der Dialysierflüssigkeit und den Abfallprodukten aus dem Blut zusammensetzt

Dialyse: Entfernung von im Blut gelösten Schlackenstoffen, Blutreinigungsverfahren zur künstlichen Entfernung von Giftstoffen aus dem Blut

Dialysierflüssigkeit: Spülflüssigkeit, die in die künstliche Niere eintritt, eine Lösung aus Salzen und Wasser

Diät: bestimmte Ernährungsform bei verschiedenen Erkrankungen

Diurese: Urinausscheidung

Diuretika: Medikamente, die die Urinausscheidung fördern

Erklärungen der Fremdwörter

Elektrolythaushalt: Aufnahme, Ausscheidung, Aufrechterhaltung und Verteilung der Körperelektrolyte (insbesondere Na, K, Mg, Ca, Cl)

Epoetin/EPO: Synonym für künstlich hergestelltes Erythropoetin

Erythropoetin: ein in der Niere gebildetes Hormon, das für die Blutbildung erforderlich ist

Erythrozyt: rotes Blutkörperchen

extrakorporal: außerhalb des Körpers

Filtration: Absonderung von Blutschlackenstoffen und von Nahrungssalzen (harnpflichtigen Substanzen) aus der Blutbahn in das System der Nierenkanälchen

Furunkulose: das eventuell sich wiederholende Auftreten von Furunkeln (schmerzhafte, tiefgehende knotige Entzündung des Haarbalgs durch Staphylokokken) oft als Komplikation einer Stoffwechselerkrankung

Gefäßprothese: operativ eingesetzte eigene Venen oder Kunststoffröhren als Ersatz für Blutgefäße

Glomerulonephritis: entzündliche Nierenerkrankung mit Befall der Nierenkörperchen (Glomeruli)

Glomerulus: Nierenkörperchen, bestehend aus einem Gefäßknäuel; hier findet die Absonderung der Blutschlackenstoffe aus dem Blut statt

GFR: glomeruläre Filtrationsrate in ml/min./1,73 m^2 als Ausdruck der Nierenleistung; Maß für die Entgiftungsfunktion der Nieren

Glukose: Traubenzucker

großlumig: mit großem Durchmesser

Hämatokrit: Anteil des Volumens aller roten Blutkörperchen am Gesamtblut

Hämatom: Bluterguss

Hämodialyse: Blutreinigung über einen direkten Zugang zum Blutkreislauf durch eine Maschine

Hartwassersyndrom: mit Übelkeit, Erbrechen, Bluthochdruck, Kopfschmerz, Hitzegefühl, Muskelschwäche einhergehende Komplikation der Hämodialyse infolge fehlerhafter Zubereitung der Dialysierflüssigkeit (zu kalkhaltiges Wasser)

Hämodialyse: Blutwäsche

Hämoglobin: roter Blutfarbstoff in den Erythrozyten; verantwortlich für den Sauerstofftransport

Hb-Wert (Hämoglobinwert): Messwert, der den Anteil des roten Blutfarbstoffs im Blut angibt (Angabe in g/dl oder mmol/l)

harnpflichtige Substanzen: körpereigene Abbauprodukte, die beim Gesunden über die Nieren ausgeschieden werden (Stoffwechselprodukte wie Harnstoff, Kreatinin, Harnsäure, Ammoniak, Wasser, Salze, Säuren u. a.)

Harnstoff: Abbauprodukt des Eiweißstoffwechsels; muss von den Nieren als Schlackenstoff abfiltriert werden (harnpflichtige Substanzen)

Heimdialyse: Dialyse zu Hause

Heparin: verhindert die Blutgerinnung

Heparinisierung: Gabe von Heparin mit dem Ziel, eine Blutgerinnung zu vermeiden

Hepatitis: Leberentzündung, die vorrangig verursacht wird durch Viren (z.B. Hepatitis B, Hepatitis C), Medikamente, Alkohol oder Stoffwechselerkrankungen

Herzinsuffizienz: stark eingeschränkte Herzleistung

High-Flux-Dialysator: Dialysatoren mit einer sehr hohen Ultrafiltrationsleistung

Hirntod: Absterben des Gehirns

Hormone: verschiedene körpereigene Substanzen, die in Drüsen erzeugt werden und zur Steuerung bestimmter Körpervorgänge dienen

Hyperparathyreoidismus: Überfunktion der Nebenschilddrüse

Hypertonie: Bluthochdruck

Immunsystem: Abwehrsystem des Körpers gegen Fremdstoffe

Indikation: Notwendigkeit zur Anwendung einer Behandlung oder eines Verfahrens

Infusion: Einbringen von Flüssigkeiten und Medikamenten direkt in den Körper, z. B. in eine Armvene

Insulin: Hormon der Bauchspeicheldrüse, das den Stoffwechsel der Kohlenhydrate steuert; bei Diabetes mellitus nicht ausreichend vorhanden

intermittierend: stoßweise (Gegenteil: kontinuierlich)

Kalium: wichtiger Mineralstoff, der bei zu hoher oder zu niedriger Konzentration zur Herzschädigung bis zum Herzstillstand führen kann

Kalzium: wichtiger Mineralstoff für Knochen und Zähne

Kapillare: sehr dünne Röhrchen oder Gefäße

kardiovaskulär: Herz und Gefäße betreffend

Katheter: röhrenförmiges Instrument, das in Hohlorganen eingeführt wird,

Erklärungen der Fremdwörter

um Substanzen einzuführen oder zu entnehmen (z. B. Blasenkatheter, Gefäßkatheter, Bauchfellkatheter) wie z. B. die roten Blutkörperchen

Knochenmark: Produktionsort vieler Blutbestandteile

Kompressionsverband: Druckverband

Kontraindikation: ein Umstand, der gegen eine bestimmte Behandlung spricht (Gegenanzeige)

Kreatinin: Abbauprodukt des Muskelstoffwechsels, welches in den Nieren aus dem Blut gefiltert werden muss (harnpflichtige Substanzen)

Kreatinin-Clearance: Maß für das Reinigungsvermögen der Nieren (oder eines Dialysators)

Leukozyt: weißes Blutkörperchen

Membran: dünne Trennwand

ml/min.: Milliliter pro Minute

mmHg: Millimeter Quecksilbersäule (Maß für den Blutdruck)

g/kg KG: Gramm pro Kilogramm Körpergewicht

Molekulargewicht: Summe der Gewichte aller Atome in einer Verbindung

Morbidität: Erkrankungshäufigkeit

Mortalität: Sterblichkeit

Nebenschilddrüsen: Normalerweise besitzt der Mensch vier dieser Drüsen, die an der Rückseite der Schilddrüse liegen; sie messen die Kalziumkonzentration im Blut

Nephrologe: Facharzt für Innere Medizin mit Zusatzspezialisierung für Vorbeugung, Erkennung und Behandlung von Nierenerkrankungen

Nephron: kleinste Einheit des Filtrationsapparates der Niere, bestehend aus Glomerulus und Nierenkanälchen (pro Niere etwa 1 Million Nephrone), es ist der Ort der Harnbereitung

Nephropathie: Nierenerkrankung

niedermolekular: Stoffe mit kleinem Molekulargewicht

Niereninsuffizienz: eingeschränkte Nierenfunktion

Nierentransplantation: Nierenverpflanzung

Ödem: Ansammlung von Flüssigkeit im Gewebe

Osteoporose: Verringerung der Knochenmasse durch z. B. zu geringe Bildung neuer Knochensubstanz, führt zur erhöhten Bruchgefahr des Knochens

Parathormon (PTH): wird von den Nebenschilddrüsen gebildet und ist an der Regulation des Kalzium- und Phosphatstoffwechsels beteiligt

Parathyreoidektomie: operative Entfernung der Nebenschilddrüsen

Peritonealdialyse (Bauchfelldialyse): Dialyse, bei der die ausscheidungspflichtigen Substanzen durch das Peritoneum (Bauchfell) des Patienten abfiltriert werden; Blutreinigung, bei der das Bauchfell als natürlicher Filter dient

Peritoneum: Bauchfell

Phosphat: Salz der Phosphorsäure; zusammen mit Kalzium Bestandteil des Knochenminerals

Plasma: Blutflüssigkeit

Primärharn: der Urin, der in den Glomeruli der Nieren abfiltriert wird

prophylaktisch: vorbeugend, krankheitsverhütend

Punktion: bezüglich der Hämodialyse: Einstich in ein Blutgefäß zur Herstellung des extrakorporalen Kreislaufs

Pyelonephritis: fieberhafte Entzündung sowohl des Nierenbeckens als auch des Nierengewebes

Renal: durch die Niere bedingt

Renin: ein in der Niere gebildetes Enzym, das an der Kontrolle des Blutdrucks beteiligt ist

Resorption: Aufnahme von Stoffen durch die Haut oder Schleimhaut (z.B. Darm, Nierenkanälchen) in die Blut- oder Lymphbahn

Rezirkulation: fehlerhafter Blutfluss, wobei schon gereinigtes Blut statt in die Vene direkt wieder in das arterielle System zurückfließt und damit wieder in den Dialysator gelangt

Säure-Basen-Haushalt: Konstanthaltung der Wasserstoffionen-Konzentration des Blutes (pH von 7,4)

Schlackenstoffe: Schadstoffe wie Harnstoff, Kreatinin, Salze, Säuren, Wasser u.a., die über die Nieren ausgeschieden werden (harnpflichtige Substanzen)

Shunt: operativ angelegte Verbindung zwischen Arterie und Vene

Sonografie: Untersuchung von Organen mittels Ultraschall

Spurenelemente: chemische Elemente, die nur in geringen Mengen im Körper vorkommen, für die Abläufe zahlreicher Stoffwechselreaktionen aber unbedingt notwendig sind

Stenose: Einengung (z.B. einer Vene)

Symptom: jeweils für eine bestimmte Krankheit typisches Erscheinungsbild

Thrombose: Blutgerinnung in einem Blutgefäß (Arterie oder Vene)

Thrombozyt: Blutplättchen (wichtig für die Blutgerinnung)

Erklärungen der Fremdwörter

Toxine: Gifte

Transmembrandruck (TMP): Druck an der Dialysemembran, der sich aus der Druckdifferenz zwischen dem Blut führenden und Dialysierflüssigkeit führenden System ergibt

Ultrafiltrationskoeffizient (auch Ultrafiltrationsfaktor): beschreibt die Ultrafiltrationsleistung eines Dialysators, gibt an, wie viel Milliliter Flüssigkeit bei einem Transmembrandruck von 1 mmHg Druckdifferenz pro Stunde entzogen werden

Urämie: Vergiftung des Körpers durch Substanzen, die normalerweise mit der Niere ausgeschieden werden

urämische Symptome: Krankheitszeichen, die bei einer Urämie auftreten

Ureter: Harnleiter

Viren: kleinste Krankheitserreger, die ohne Wirtszelle nicht lebensfähig sind

Zyste: ein- oder mehrkammeriges, durch eine Kapsel abgeschlossenes, sackartiges Gebilde mit dünn- oder dickflüssigem Inhalt; mit Körperwasser gefüllter Hohlraum (z. B. in der Niere: Nierenzyste)

Zystennieren: Nierenerkrankung, bei der die Nieren von vielen Zysten durchsetzt sind

Zystoskopie: Untersuchung der Harnblase mithilfe einer über die Harnröhre eingeführten Lichtquelle und optischer Beobachtungsinstrumente

zytologische Untersuchung: Zelluntersuchung

Stichwortverzeichnis

Stichwortverzeichnis

Impressum

Bibliografische Information der Deutschen Nationalbibliothek.
Die Deutsche Nationalbibliothek verzeichnet diese Publikation in der Deutschen Nationalbibliografie; detaillierte bibliografische Daten sind im Internet über http://dnb.d-nb.de abrufbar.

Programmplanung: Carmen Alt

Redaktion: Dr. med. Angelika Bischoff

Umschlaggestaltung und Layout:
Cyclus · Visuelle Kommunikation, Stuttgart

Bildnachweis:
Umschlagfoto vorn: Cyclus · Visuelle Kommunikation, Stuttgart
Fotos im Innenteil:
dpa Picture-Alliance: S. 8, S. 9, S. 28, S. 35, S. 45
Angelika Brauner: S. 17, S. 22, S. 25, S. 26, S. 27, S. 31, S. 32, S. 33, S. 36, S. 48, S. 86
Die abgebildeten Personen haben in keiner Weise etwas mit der Krankheit zu tun.

Zeichnungen: Angelika Brauner,
82383 Hohenpeißenberg

Liebe Leserin, lieber Leser,
hat Ihnen dieses Buch weitergeholfen? Für Anregungen, Kritik, aber auch für Lob sind wir offen. So können wir in Zukunft noch besser auf Ihre Wünsche eingehen. Schreiben Sie uns, denn Ihre Meinung zählt!

Ihr Trias Verlag

E-Mail-Leserservice:
heike.schmid@medizinverlage.de

Adresse:
Lektorat Trias Verlag, Postfach 30 05 04,
70445 Stuttgart, Fax: 0711-8931-748

1. Auflage 1996 Hüthig/J.-D. Barth-Verlag
2. Auflage 1997
3. Auflage 2000
4. Auflage 2009

Printed in Germany

Satz: Fotosatz Buck, 84036 Kumhausen
gesetzt in: InDesign CS3
Druck: AZ Druck und Datentechnik GmbH,
87437 Kempten

Gedruckt auf chlorfrei gebleichtem Papier

ISBN 978-3-8304-3507-5 1 2 3 4 5 6